U0119313

你吃對
營養了嗎?

營養學博士告訴你不可不知的營養迷思

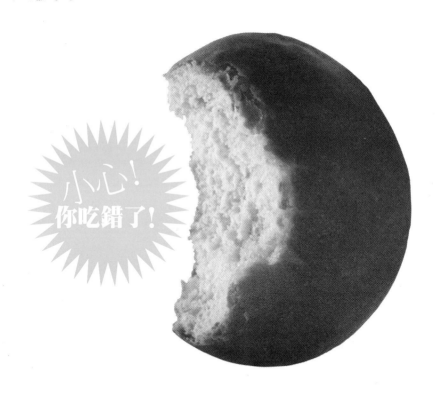

小心!
你吃錯了!

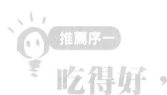

吃得好，
不如吃得對、吃得健康！

「民以食為天」，這句話代表古人對吃的重視，食物是上天給予的恩賜，因為得來不易所以更加值得珍惜。在物資缺乏的年代，人們只求吃得溫飽而無暇顧及其他，時至今日，許多人對吃越來越重視，不但要吃得好，也要吃得對、吃得健康。

本人從事臨床醫療業務數十載，尤其容易被問到「醫師，我的病吃什麼比較好？」「哪些東西不能吃？」「飲食要注意些什麼？」等問題。其實疾病營養是一門專門學科，國內營養專家已多有研究，對多數的人而言，重點應該是在於培養正確的飲食觀念與聰明的食物搭配，觀念的落實與習慣的養成是健康飲食的兩大支柱，二者缺一不可。

近年來西方醫學越來越重視「生活型態（life style）」對疾病的影響，許多慢性病如心臟病、高血壓、糖尿病等，除了一些已經知道的原因外，不正確的生活型態也在致病因子中占了重要的角色。重口味、油炸、精緻的甜食圍繞在我們四周，要完全禁絕十分困難，這些食物並非十惡不赦，只是由於多數人忽略了正確的選擇與聰明的搭配而已。要具備這些能力必須要有參考的書籍才行。

由吳映蓉博士所撰寫的這本書，就是在提倡上述的一些觀念，讓我們在種類繁多的食物中，做出正確的選擇與搭配。書中羅列的問題與概念，的確是實用又重要的課題，吳博士用生花妙筆，讓本書閱讀起來不會枯燥無味，在這當中又能灌輸讀者受用的飲食搭配原則，如此兼具普及與專業的著作，在市面上許多飲食相關的書籍中，誠屬不可多得，相信讀者必能獲益其中，故本人樂意為之推薦作序。

中國醫藥大學附設醫院台北分院院長

吳康文

正確飲食是保健的基石

　　「營養學」是一門專科，長期以來總為人們所忽略；近年由於社會逐漸進步富足，大家對於「吃是一門學問」這種說法已經能夠深刻體會，由市面上各種教導人們吃出健康、吃出長壽、遠離疾病的飲食書籍，種類之多即可見一斑。這類書籍多有類似特性：強調特定食物種類，點出食物與疾病關係，似乎照著書上教的方法吃就可以確保健康，拒絕疾病。但是食物種類千百種，自非以一本書之內容所能涵括。所以不免看到有如時尚趨勢般流行的風潮，一會兒流行吃這種食物，一會兒又是另外一種。其實，正確的飲食習慣才是關鍵！

　　正確的營養知識與飲食習慣正如任督二脈，能夠融會貫通，且身體力行才是確保健康的不二法門。在知識爆炸、網路影響力無遠弗屆的今日，每個人或主動、或被動地會接收到飲食相關的資訊，其中不乏道聽途說或過分誇大之情事；因此，如何慎選資訊來源愈形重要。吳映蓉博士學有專精，加上其對民眾飲食迷思的敏銳觀察，整理並分析60則常見且必備之正確飲食觀念，不乏你我生活中常接觸或被問到的課題。

　　作者以深入淺出的文筆道出營養與飲食的迷思，佐以專業知識深入淺出的說明探討，實在是一本老少咸宜的經典之作。吳博士向以教導大眾正確飲食概念為己任、對推廣正確營養知識更是不遺餘力，本人至感敬佩，並樂意向大家推薦此一好書。希望讀者仔細體會書中提供的正確營養知識，並且身體力行，良好的飲食習慣需要一點決心與毅力，一旦養成必能獲益良多，期盼大家都能打通這任督二脈，遠離疾病，迎向健康！

衛生署副署長

陳再晉

吃對營養才能保健

現代人追求「保健」，第一個關鍵步驟就是要有良好的「營養」；在以前物資匱乏的年代，所謂「營養」就是要吃飽、吃足，不至於營養缺乏為最大目標，而現代的人如何「吃對營養？」學問則更大，當我們面對真真假假的營養資訊時要知道如何篩選？當我們看到豐富的菜餚及林林總總的加工食品時要如何取捨？當別人向我們介紹許許多多保健食品時要如何評估其適用性？這都是我們目前應學習的課題。

我除了教學、研究的工作外，也常常走入群眾做營養方面的演講與輔導，我深深認為，除了把營養知識傳授給本科系的學生之外，將正確、健康的營養資訊傳播給一般大眾，更是我們營養工作人員的社會責任。在我與民眾互動的過程，真的發現有太多營養的迷思存在於大家的心中，更嚴重的是，很多人長期有某種不正確飲食習慣而不自知，而這種飲食習慣卻是引起疾病的最大的禍源。我深刻地認為一般民眾的確需要一本好書來教大家如何吃對營養！

當我看到吳映蓉博士所寫的「你吃對營養了嗎？」這本書時感到非常的高興與欣慰；高興的是吳博士能以細膩的觀察，寫出一般名眾對一些營養迷思的議題，並以科學佐證加以探討，提供大家值得信任的營養資訊，並用深入簡出的筆觸來解決大家的迷惑，實為讀者的福祉！而讓我欣慰的是，看到自己的學生始終保有營養知識傳播的熱誠，將我們「保健營養」學的理念延綿不絕地傳遞下去。本人非常樂意將這本好書推薦給大家，大家一定能從此書中得到許多飲食問題的解答，並祝福幸運的讀者的保健之路永遠安康！

臺北醫學大學講座教授

謝明哲

你吃對營養了嗎？

自從和「營養」這個領域結緣以來，覺得自己似乎背負了一個原罪——就是大家不太喜歡和我一起用餐，尤其是和我不是很熟的人。因為，大家知道我是學營養的，很怕我因此「監視」或「批評」他們的飲食習慣或點的食物。有一次的經驗讓我印象深刻：有一回我兒子從外面回來，說他遇到鄰居阿姨，很高興告訴我，阿姨請他喝珍珠奶茶，他非常高興！我心中充滿感謝，趕緊撥一通電話跟鄰居阿姨說謝謝，沒想到那位鄰居阿姨卻有點緊張地說：「聽說妳是營養師，是不是介意我買珍珠奶茶給妳的孩子喝？」我聽了嚇一跳，原來我的工作背景，帶給別人如此大的壓力與恐懼。

其實，從事營養行業的人並非如此古板，至少我是如此。如果你問我：「妳吃炸雞嗎？」會！偶爾吃，但不會常常吃；如果你問我：「妳吃甜點嗎？」會！特殊節日或是慶祝的場合，我一定會吃，但我絕對不會把這些甜點當成每天的主食；如果你問我：「妳喝含糖飲料嗎？」會！人家請我時，我一定喝，但我不會主動去買；所以大家覺得所謂「罪惡」的食物我都會吃，我絕對不是「不食人間煙火」的人。

重點在於，我們吃這些所謂「不營養」食品的頻率有多高？聰明健康的飲食，在於我們知不知道要如何「調整」。例如我中午和朋友一起慶生吃了炸雞桶，到了晚餐我一定不吃肉，而且會吃大量的蔬果來均衡自己的飲食；現代人應酬、外食的機會太多，我們不太可能每一餐都吃得健康，大家一定要學會如何檢視每一餐的「食物配置」，並想辦法「調整」一整天的「食物配置」，讓飲食盡量達到健康、均衡！相信我說的概念很多人都知道，但是因為太多的飲食陷阱、營養迷思，讓大家不知道要如何正確的「調整」自己的飲食，一些常見的例子如「我太胖了，都不能吃澱粉嗎？」、「聽說喝牛奶反而會骨質疏鬆，真的嗎？」、「我小孩每天早餐

都吃麵包，好嗎？」等，這一些是連營養學教科書都找不到答案的問題，但卻是一般民眾真正關心的話題。

　　因此，我一直想要寫一本書來探討一般大眾常常似是而非的營養迷思，並藉由真實發生在我周遭的小故事做一個引導，幫助讀者進入艱深的營養課題，並以我的專業加以分析這些常常擾人的疑惑。然而，我也希望這本書並不是一般的「口水書」說說就算了，某一些議題如果可以附上一些營養解析的表格，我會盡量蒐集完整的資料，分析並整理成表格，以方便讀者或一些專業人士查詢。

　　我一直認為營養是一門科學，很多的說法也是要講求證據的，並不是我自身覺得這樣吃比較好就可以肆意與人分享，我認為必須是適合大部分人健康利益的飲食方式，才是正確的營養知識。也希望讀者能善用本書的內容，懂得如何聰明的挑選適合自己的食物，讓身體越來越健康。

　　感謝在我撰寫此書的過程中，周遭的親朋好友不斷的丟一些飲食問題給我，激發我寫作的靈感。謝謝衛生署陳再晉副署長在忙於救災、防堵新流感之際願意撥冗推薦此書；謝謝中國醫藥大學附設醫院台北分院吳康文院長對於我本人推廣營養教育的肯定，願意推薦此書；謝謝前臺北醫學大學謝明哲副校長，在我營養的道路上，一路的教導與提攜，他更是對於營養的研究及教育不遺餘力，是我學習的最佳典範。謝謝陽明大學潘懷宗教授，願意對我寫的每本書做專業的推薦，銘感五內！

　　本書謹獻於我親愛的家人，一路上有你們的相伴，讓我覺得生命充滿了能量與希望。

吳映蓉

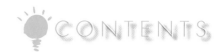

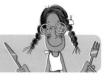

Part 2 疾病篇

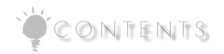
CONTENTS

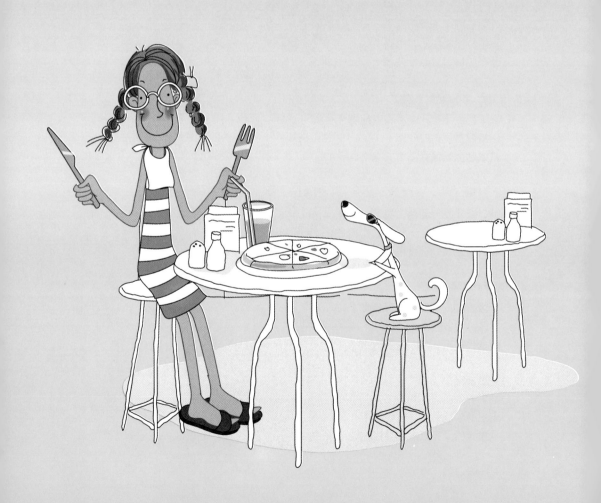

Part 1
食物篇

你知道自己吃進的是什麼？

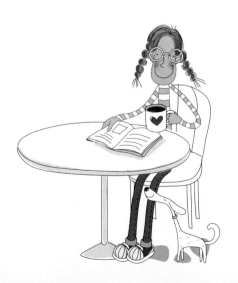

看不懂
營養標示沒關係？

　　食品包裝上有密密麻麻的文字說明，寫著產品所含的營養，還有熱量的多寡。但對於不會看營養標示的消費者來說，營養標示就失去了作用。其實每個人都要學會閱讀營養標示，檢視這個產品對自己的健康是否有益：對於要減重的人來說，熱量是他們考量的要素；高血壓或膽固醇過高的人，更要了解食物的真實面貌，來維持自己的身體健康。

你吃對營養了嗎？
減重時才要看營養標示？

　　有一次我站在Haggen－Dazs冰淇淋的冰櫃旁邊，聽到兩個小女生你一句，我一句的在比較哪種冰淇淋的熱量低，模樣實在很青春可愛！雖然，要減重的人最好不要吃高熱量的冰淇淋，但懂得看熱量標示真的是減重的第一步。透過熱量的標示，可以比較類似產品的熱量，尤其對於「外食族」或是「便利商店族」，更可以透過熱量標示過濾掉很多高熱量的食品呢！

人人都要看懂營養標示

　　閱讀營養標示時，要先注意1份（one serving）的量是多少？例如：大桶的Haggen－Dazs冰淇淋可能有4份，但是營養標示中只會標示1份的營養量，如果1份100公克的冰淇淋熱量是400大卡，那整桶冰淇淋的熱量就是1600大卡，千萬不要看錯了，把一大桶冰淇淋一口氣吃掉，就超過一天熱量的需求了！大家不妨隨手拿起身邊任何一個有包裝的食品，練習閱讀營養標示要告訴你的訊息。

◎ 營養標示的重要訊息

　　營養標示不只能幫助想減重的人，每個人都可以從營養標示中，取得身體健康的重要訊息。尤其是高血壓、膽固醇高的人，要特別注意這些訊息！

● 高血壓的人：高血壓的人要特別注意營養標示中的「鈉」含量，盡量控制每天鈉的攝取總量不要超過2500毫克。

● 膽固醇過高的人：血中的三酸甘油酯（也稱中性脂肪）或是膽固醇過高的人，請花點心思注意營養標示中的「脂肪」。脂肪含量中的「飽和脂肪」和「反式脂肪」，這兩者都會讓膽固醇上升，所以選擇飽和脂肪量越低的越好。而反式脂肪升高膽固醇的能力比飽和脂肪還厲害，因此，盡量選擇不含反式脂肪的食品，比較不會造成身體的負擔。膽固醇沒有被要求標示在食品包裝上，不過有的食品若要刻意標榜膽固醇很低或是不含膽固醇，就會將膽固醇含量標示在外包裝上。

◎ 每日營養素攝取量基準值之百分比

另外，營養標示的最右邊可能印有「 提供每日營養素攝取量基準值之百分比 」，這是什麼意思呢？這個表的功能就是讓你知道，你所攝取的營養占一天營養需求量的比重。例如你看到某種泡麵的「脂肪」，所提供每日營養素攝取量基準值之百分比是50％，表示這碗泡麵的脂肪量就已經達到你一天所需脂肪量的50％！

學會看懂營養標示，會幫助我們挑選較健康的食品，所以選購食品時要多看看食品包裝的「背面」，其中暗藏許多玄機喔！

◎ 一般食品的營養標示說明

A牌牛奶，960毫升/瓶

營養標示	
每一份量	240毫升
本包裝含	4份
每份	
熱量	116大卡
蛋白質	8公克
脂肪	4公克
飽和脂肪	2公克
反式脂肪	0公克
碳水化合物	12公克
鈉	115毫克

每一份量240毫升，本產品一瓶960毫升，故本包裝含4份。

即240毫升

每喝一份的本產品（即240毫升），會喝到如左標示之營養素量，本產品含4份，所以喝完整瓶牛奶將吃進去左表格所標示營養素含量的4倍。

※資料來源：衛生署營養標示──民眾宣導資料

➕ 健康小叮嚀

1. 同種類的食品，應選擇營養標示中標示熱量、脂肪、鈉含量低的食物。
2. 營養標示中若還有「反式脂肪酸」的食品應盡量少吃。

買加工食品
只需看保存期限？

　　天然的食材皆有保存的限制，為了克服自然法則，人們發明不同的方法來維持食物的新鮮度，其中一個就是加入人工添加物，讓食物的顏色、氣味或是吃起來的口感，可以維持新鮮可口的狀態。事實上，我們反而把那些不屬於天然食物的成分都吃進身體，危及自己的健康還不自知。這些添加物，輕則累積是慢性中毒，劑量重的會變成急性中毒，致癌死亡的機率很高。

你吃對營養了嗎？

保存期限就保證安全？

　　前一陣子和朋友去大賣場採購，哇！好多新奇的食物喔！我的朋友是那種喜歡嘗試新奇食物的人，尤其是一些可愛包裝的糖果餅乾，對她有致命的吸引力，而且，她買東西除了看價錢之外，只看保存期限。那天她看中一捲給孩子吃的七彩糖果，準備要買回去給小朋友生日派對使用，但是一次必須要買一整盒，共有五十捲，她很好心要分我一半。還好我跟她交情夠，就直接跟她說：「小姐！妳買東西只要不過期，什麼都吃進肚子喔？」

　　朋友說：「吼！跟妳一起買東西很麻煩耶！買就買還要看那麼多，不是很殺風景？」沒錯！實在很多人嫌我囉唆！但是，難道大家不想知道，是不是有什麼不應該放的食品添加物被放入食物中？吃進去對我們有沒有什麼影響？

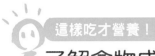

了解食物成分，為健康把關

其實，食品添加物無所不在，防不勝防，希望大家對吃進肚子的食品能多注意。若是散裝的食品，要靠基本常識判斷；若是有包裝的加工食品，請大家花點時間了解包裝上的「成分」，仔細看一下「主原料」及「副原料」，大概都可以看出這食物是否安全呢！

◎ 學會判讀食物成分

首先我們來看一下，散裝的食物要注意哪些事項：

● **麵包類、饅頭、包子**：要讓麵包類、饅頭、包子放很多天依舊很軟，可能會加乳化劑、改良劑、膨鬆劑，甚至防腐劑。為了增加香味，還可能加人工香料。

【選擇要點】

1.在室溫放了很多天還很軟、不發霉的麵包類、饅頭、包子，不要買！

2.聞起來太強、太假的香味，不要買！

● **油麵、貢丸、碗粿、鹼粽、粉圓、芋圓**：放一段時間不會壞，而且特別Q的口感，可能放硼砂。

【選擇要點】吃起來口感太Q的食物，不要買！

● **醬菜類**：醬菜因為脫水或加鹽防腐而可存放較長的時間，如果醬菜水分很充足又不鹹，可能有放防腐劑。

【選擇要點】含水量多、不鹹又可以放很久的醬菜，不要買！

● **豆芽菜**：為了要讓豆芽菜長得白白胖胖、多汁爽口，可能有放低濃度的除草劑。

【選擇要點】看起來太白，而且放好多天還不會變黃的豆芽菜不要買！

● **菜乾、果乾**：金針乾、高麗菜乾、白木耳、竹笙、柿乾、芒果乾、鳳梨乾等為保持鮮豔的顏色，會用二氧化硫燻蒸，也可能會添加食用色素。

【選擇要點】看起來顏色太鮮豔的菜乾、果乾不要買！

● 臘肉、香腸、火腿、培根：這些肉類為了要放於室溫不腐壞，而且顏色鮮豔，會加保色劑，如硝酸鹽、亞硝酸鹽。

【選擇要點】看起來顏色太鮮紅的肉類，不要買！

● 洋菇、蓮藕、蓮子、百合、白木耳：為了讓這些食物看起來賣相佳，可能會放漂白劑。

【選擇要點】看起來顏色太白的洋菇、蓮藕、蓮子、百合、白木耳，不要買！

● 豆類製品：豆漿、豆腐、豆乾、素雞、豆干絲為了防止煮漿時有太多泡泡產生，常會加消泡劑；或為了能在室溫下賣一整天不會壞，就要加防腐劑，也可能違法使用殺菌劑如雙氧水。

【選擇要點】放了3～4天還不會發黏或臭酸的豆製品，不要買！

● 米粉：米粉要白又要便宜，原料就會用玉米澱粉，在製作時可能會加漂白劑，又因其沒黏性，故在米粉製程中會加黏稠劑。

【選擇要點】太白的米粉，不要買！

● 蜜餞：蜜餞是國人的最愛，要放得久，可能就放防腐劑；要顏色美麗，可能就放人工色素；要甘甜可能就放人工甘味料，如糖精、甜精。

【選擇要點】太鮮豔、吃起來太甘甜的蜜餞，不要買！

　　以上列舉的例子並不是全部，主要提醒大家，選這些零散的加工食物時，太白的、太香的、太Q的、太美的、可以放很久的食物其實都違反了食物原有的特性。所以，購買加工食品時，必須看一看、聞一聞、想一想；越美麗的食物、越好吃的食物陷阱越大。而一些具有包裝的加工食品，在包裝上「應該」要印有一些添加物的名稱，我們將在下列表中討論各種食品添加物對身體的影響。

◎ 合法但安全上有疑慮的食品添加物

類別	品目	使用食品舉例	對健康可能的影響
防腐劑	去水醋酸鈉	乾酪、乳酪、奶油、人造奶油	具致畸胎性。
	聯苯	葡萄、柚、檸檬及柑桔外敷之紙張。有些不肖業者用於免洗筷。	聯苯長期累積，會傷肝傷腎，對健康有危害。
抗氧化劑	BHA、BHT	油脂、速食麵、口香糖、乳酪、奶油	BHA確定為致癌劑，BHT有些研究顯示具有致癌性。
人工甘味劑	糖精、甜精	蜜餞、瓜子、醃製醬菜、飲料	由動物試驗顯示，會致膀胱癌。
	阿斯巴甜	飲料、口香糖、蜜餞、代糖糖包	眩暈、頭痛、癲癇、月經不順，損害嬰兒的代謝作用（苯酮尿症者不可以食用）。
保色劑	硝酸鹽亞硝酸鹽	香腸、火腿、臘肉、培根、板鴨、魚干	與食品中的胺結合成致癌物質亞硝酸胺鹽。
漂白劑	亞硫酸鹽	蜜餞、脫水蔬果、金針、蝦、冰糖、新鮮蔬果沙拉、澱粉	可能引起蕁麻疹、氣喘、腹瀉、嘔吐，亦有氣喘患者致死案例。
人工合成色素	黃色四號	餅乾、糖果、油麵、醃黃蘿蔔、火腿、香腸、飲料	以石油工業產物──煤焦為原料合成，有害物質混入的機會很多，本身毒性強，有致癌性的隱憂，會引起蕁麻疹、氣喘、過敏。
殺菌劑	過氧化氫（雙氧水）	豆腐、豆干、素雞、麵腸、魚漿、肉漿製品、死雞肉（漂白並除異味）	會刺激腸胃黏膜，吃多了可能引起頭痛、嘔吐，有致癌性。規定食物中不得殘留，不得作漂白劑。

➕ 健康小叮嚀

1. 少吃加工食品，多以天然的食材為烹煮的材料，這是身體健康的基礎。
2. 買散裝的加工食品要多看、多聞、多想。若是買有包裝的加工食品要仔細看成分標示。

◎ 非法食品添加物

類別	品目	使用食品舉例	對健康可能的影響
以前合法現已禁用	溴酸鉀	使用於麵粉（麵筋改良劑）	已確定有致癌性（民國83年正式禁用）。
	甘精（Dulcin）	蜜餞、飲料等（甜味劑）	會傷害肝臟及消化道，致癌性已確定。
	色素紅色二號	糖果、飲料	有致癌作用（民國64年禁用，但73年某些進口糖果、清涼飲料仍抽驗到）。
毒性強、一向禁用，但仍有業者違法使用	硼砂	年糕、油麵、油條、魚丸、碗粿、粽子、板條、火腿、芋圓、粉圓（使食物Q、脆、具彈性、具保水、保存性）	硼砂吃下後，經胃作用酸轉變為硼酸。 ·急性中毒： 積存體內達1〜3公克會嘔吐、腹瀉、虛脫、皮膚出現紅斑。超過20公克腎臟可能萎縮，生命危險。 ·慢性中毒： 1.妨害消化酵素作用。 2.引起食慾減退，消化不良。 3.抑制營養素之吸收，促進脂肪分解，致使體重減輕。
	吊白塊、福馬林（甲醛）	『吊白塊』，其係以福馬林結合亞硫酸氫鈉，再還原製得。本為工業用的漂白劑卻被使用於米粉、黃葡萄乾、麥芽糖、洋菇、蘿蔔乾等食品	殘留的甲醛易引起頭痛、眩暈、呼吸困難、嘔吐、消化作用阻害、眼睛受損。殘留的亞硫酸可能引起蕁麻疹、氣喘、腹瀉、嘔吐，也有引起氣喘患者致死的案例。
	奶油黃	酸菜、醃黃蘿蔔、麵條（工業用黃色色素）	引起肝癌。
	鹽基性芥黃	酸菜、醃黃蘿蔔、麵條（工業用黃色色素）	·急性中毒： 頭痛、心跳加快、意識不明。 ·慢性中毒： 可能導致膀胱癌。
	鹽基性桃紅精	紅龜粿、湯圓及其他烘培食品中	·急性中毒： 全身著色排出紅色尿（有時誤為血尿） ·慢性中毒： 毒性強食用會造成極大之危險性。

※參考資料：慈心大地──健康食品好人生

食品上宣稱的「高纖」或「低鈉」是真的嗎？

現代人幾乎每天都在吃加工食品，包括冷凍食品、糖果、餅乾、飲料等，但是，有多少人真的會仔細看食品包裝上的「成分」、「營養標示」，甚至「營養宣稱」等，大家似乎都不在乎自己到底吃進去什麼？因此，現代人的營養學分應該從看懂食品包裝的資訊學起。

你吃對營養了嗎？

「高纖」到底有多高？

前幾天市場旁邊開了一家有機食品店，經過時看到一堆人大排長龍，走近一瞧，原來是「高纖」五穀吐司在特賣，一包才10元，真的很便宜，於是我也湊熱鬧買了一包。但是，回家一瞧，包裝上完全沒有營養標示，看不出纖維的含量是多少？雖然標榜「高纖」，但真的是含有高纖維嗎？

這樣吃才營養！

合乎標準才敢「營養宣稱」！

現代人的健康概念越來越強了，看到包裝有標示「無糖」、「高纖」、「無膽固醇」或「高鈣」等字眼都會眼睛為之一亮，但是，這些字眼其實是不能亂標的，衛生署規定一定要符合某些標準才能標示，這就是所謂的「營養宣稱（Nutritional Claim）」，清楚地讓消費者了解，買到的

東西是否真的有別其他食品營養的特殊性，像是真的「不含膽固醇」？真的「低熱量」？真的「高鈣」、「高鐵」嗎？

◎ 營養宣稱的項目與範圍

大致可以分做兩大類來討論：

● 需適量攝取的營養宣稱：這一大類包括「熱量」、「脂肪」、「飽和脂肪酸」、「膽固醇」、「鈉」及「糖」等六種營養素，每一種如果攝取過量都對身體的健康造成不利的影響。因此，如果食品中「幾乎都沒有」含以上六大營養素，食品的營養宣稱可以標「無」、「不含」或「零」（見表一）。如果食品中還是含有以上六大營養素，但是含量比一般值少，營養宣稱可標「低」、「少」、「薄」或「略含」（見表二）。

● 可補充攝取之營養宣稱：「膳食纖維」、「維生素A」、「維生素B1」、「維生素B2」、「維生素C」、「維生素E」、「鈣」、「鐵」等營養素如攝取不足，將影響國民健康，故這一大類營養素列屬「可補充攝取」。因此，如果食品中能提供以上八大營養素，食品的營養宣稱可以標「來源」、「供給」或「含有」等字眼（見表三）。如果食品中還是含有以上八大營養素，而且含量比一般值高，營養宣稱可標「高」、「多」、「強化」或「富含」（見表四）。

許多人覺得要看懂以下的表格是件困難的事，但是，當你有高血壓需要控制「鈉」含量，或是有糖尿病要控制「糖」含量，或是需要增加「鈣」的攝取……這時，營養宣稱就對我們很有幫助。以下的數值不必記起來，需要時再拿出來查看就可以。

◎ 看懂營養宣稱標示

■表一：當標示「無」、「不含」或「零」時須符合的規定

營養素 \ 食品型態	固體（或半固體）100公克	液體 100毫升
熱量	≦ 4大卡	≦ 4大卡
脂肪	≦ 0.5公克	≦ 0.5公克
飽和脂肪酸	≦ 0.1公克	≦ 0.1公克
膽固醇	≦ 5毫克（且飽和脂肪酸須在1.5公克以下，飽和脂肪酸之熱量須在該食品總熱量之10%以下）	≦ 5 毫克（且飽和脂肪酸須在0.75公克以下，飽和脂肪酸之熱量須在該食品總熱量之10%以下）
鈉	≦ 5毫克	≦ 5毫克
糖	≦ 0.5公克	≦ 0.5公克

■表二：當標示「低」、「少」、「薄」或「略含」時須符合的規定

營養素 \ 食品型態	固體（或半固體）100公克	液體 100毫升
熱量	≦ 40大卡	≦ 20大卡
脂肪	≦ 3公克	≦ 1.5公克
飽和脂肪酸	≦ 1.5公克（且飽和脂肪酸之熱量須在該食品總熱量之10%以下）	≦ 0.75公克（且飽和脂肪酸之熱量須在該食品總熱量之10%以下）
膽固醇	≦ 20毫克（且飽和脂肪酸須在1.5公克以下，飽和脂肪酸之熱量須在該食品總熱量之10%以下）	≦ 10毫克（且飽和脂肪酸須在0.75公克以下，飽和脂肪酸之熱量須在該食品總熱量之10%以下）
鈉	≦ 120毫克	≦ 120毫克
糖	≦ 5公克	≦ 2.5公克

■表三：當標示「來源」、「供給」或「含有」時須符合的規定

食品型態 營養素	固體（或半固體） 100公克	液體 100毫升	液體 100大卡
膳食纖維	≧ 3公克	≧ 1.5公克	≧ 1.5公克
維生素A	≧ 90微克	≧ 45微克	≧ 30微克
維生素B1	≧ 0.21毫克	≧ 0.11毫克	≧ 0.07毫克
維生素B2	≧ 0.24毫克	≧ 0.12毫克	≧ 0.08毫克
維生素C	≧ 9毫克	≧ 4.5毫克	≧ 3毫克
維生素E	≧ 1.8毫克	≧ 0.9毫克	≧ 0.6毫克
鈣	≧ 120毫克	≧ 60毫克	≧ 40毫克
鐵	≧ 2.25毫克	≧ 1.13毫克	≧ 0.75毫克

■表四：當標示「高」、「多」、「強化」或「富含」時須符合的規定

食品型態 營養素	固體（或半固體） 100公克	液體 100毫升	液體 100大卡
膳食纖維	≧ 6公克	≧ 3公克	≧ 3公克
維生素A	≧ 180微克	≧ 90微克	≧ 60微克
維生素B1	≧ 0.42毫克	≧ 0.21毫克	≧ 0.14毫克
維生素B2	≧ 0.48毫克	≧ 0.24毫克	≧ 0.16毫克
維生素C	≧ 18毫克	≧ 9毫克	≧ 6毫克
維生素E	≧ 3.6毫克	≧ 1.8毫克	≧ 1.2毫克
鈣	≧ 240毫克	≧ 120毫克	≧ 80毫克
鐵	≧ 4.5毫克	≧ 2.25毫克	≧ 1.5毫克

✚ 健康小叮嚀

這個營養宣稱的規範不適用於「形態屬膠囊狀、錠狀且標示有每日食用限量之食品」、「健康食品」、「特殊營養食品」、「額外使用食品添加劑之零食類食品」、「額外使用食品添加劑之糖果類食品」、「調味料類」或汽水及可樂。

1-2
五穀根莖及醣類食物

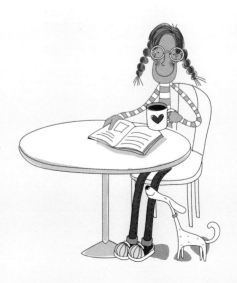

吃澱粉
一定容易胖？

在我們祖先物資缺乏的年代，大家都是以澱粉性食物為主食，尤其米飯更是每餐不可少，但卻很少聽到有人會有因此過重，或有代謝症候群的問題。原本存在食物中的澱粉並不會讓我們肥胖，或是危害健康，而是我們的飲食習慣越來越講究、精緻，過度加工的食品讓澱粉性食物污名化。需要減重的人，應該要先減少食用加工食品，控制簡單糖類的攝取。

你吃對營養了嗎？
吃飯會發胖嗎？

前幾天和一群年輕妹妹一起用餐，每個人都非常注重身材的維持，而且用餐時都有不吃飯的習慣。她們似乎都把米飯視為造成肥胖的凶手，而我則是很正常地添了八分滿的飯開始用餐，大家就很訝異的問我：「不是吃澱粉容易胖嗎？妳怎麼都不擔心吃飯會發胖？」聽到這裡我馬上想到一首詩：「鋤荷日當午，汗滴禾下土；誰知盤中飧，粒粒皆辛苦」心裡真是替辛苦的農夫叫屈，難道吃「米飯」真的會容易發胖嗎？

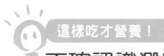

正確認識澱粉的醣類！

其實並不是所有的澱粉類食物都是造成肥胖的元凶，大家應該需要對澱粉類食物有正確的認識，想減重的人，只要遠離「單醣」及「雙醣」類的食物即可，「多醣」類食物是我們人體重要的能量來源，而且也蘊藏很多維生素B群，能增加人體的新陳代謝。

至於什麼是「單醣」或「雙醣」？什麼又是「多醣」？它們又存在於哪些日常食物？

◎ 簡單糖類

通常分為「單醣」和「雙醣」。

● **單醣**：就是只有單分子的醣分子，我們身體完全不用花任何的力氣來消化它，一下子這些單醣就可以清清鬆鬆從腸道進入我們的身體，因為這些醣類太容易進入我們的身體，容易造成血糖值上升，所以，怕胖、血糖高的人要遠離這些醣類，例如：葡萄糖、果糖等。

● **雙醣**：就是兩分子的醣連結在一起，這種雙醣進入身體後，也非常容易被身體的酵素切斷成單醣，一下子就能進入身體使血糖升高。這種雙醣也是我們平時最容易接觸到的醣類，如平常加入咖啡、蛋糕、糖果、菜餚中的蔗糖，就是食用砂糖，屬於最典型的雙醣。另外小朋友常常愛吃的麥芽糖也是雙醣，而另一種雙醣就是存在於牛奶中的乳糖。

其實在食品中，無論是「單醣」或「雙醣」都是由一個或兩個醣分子組成的，所以，我們稱它們叫做「簡單糖類，simple sugar」；簡單糖類才是減重者應該要遠離的糖類。它不但容易升高血糖，攝取過多時也很容易轉換成脂肪堆積在體內。

◎ 聚合醣類

就是所謂的「多醣」。它的構造就複雜多囉！構成多醣的醣分子至少有1000個以上，可以想像這些多醣要從腸子被吸收進入身體並沒有那麼簡單，我們身體的消化系統要先費一番工夫，把這些多醣類切成一個個單醣，才能進入血管系統，澱粉就是屬於這一類的多醣體。此外，含有這些多醣的食物，通常也含有較多的「纖維」，而且是越沒有被加工過的食物，所含的醣類越不容馬上被吸收，像馬鈴薯、番薯、米飯、麥片等都是屬於不容易發胖的澱粉。

◎ 哪些澱粉食物讓人胖？

接著，我們應該進一步來認識什麼是「加工過度」的食物，因為，同樣是「多醣類」澱粉性食品，有的是讓你不容易胖的澱粉類食物，有的則是容易發胖的澱粉類食物。

1. **不容易發胖的澱粉性食物**：這種食物很容易分別，就是未經加工且可以看得出它原來樣貌的農作物，如番薯、馬鈴薯、芋頭、小麥、玉米、米飯等。

2. **稍易發胖的澱粉性食物**：這種食物就是把原來的農作物稍做加工變成他種食物，如麵條、米粉、水餃皮、冬粉、白麵包、小湯圓等。

3. **非常容易發胖的澱粉類食物**：這一類的食物就是已經從農作物高級加工、完全脫胎換骨成另一種食物，如蛋糕是從麵粉又外加了許多奶油和糖而成的；油條是從高筋麵粉去油炸而成的；可頌麵包則是麵粉中又放了很多植物性奶油揉製而成的；還有像餅乾、肉包、年糕等，這些食物不但和原來農作物的樣子差太遠，而且又外加許多高熱量的食材製作而成，這一類過度加工的澱粉類食品才是減重的人要遠離的。

◎ 減重者對澱粉性食物的選擇

類別	不易發胖的澱粉性食物	稍易發胖的澱粉性食物	容易發胖的澱粉性食物
食物特徵	保留原本農作物的樣子	已不是原本農作物的風貌，但是沒有添加太多其他添加物。	已不是原本農作物的風貌，又添加許多高熱量食材一起加工。
食物種類	馬鈴薯、番薯、芋頭、玉米、小麥、米飯、糙米、紅豆、南瓜等	麵條、白麵包、全麥麵包、米粉、冬粉、水餃皮、小湯圓等	油飯、餅乾、菠蘿麵包、可頌麵包、油條、包子、喜餅、泡麵等
食物特性	含有不容易分解的多醣，也含有天然的膳食纖維。	含有不容易分解的多醣，但是含膳食纖維少。	此類食物雖含多醣，但是熱量大幅提高。
食用頻率	可放心當三餐主食	偶爾可以當主食	盡量不要吃

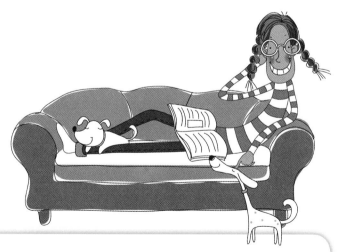

➕ 健康小叮嚀

1. 減重的人必須減少「簡單糖類」的攝取，尤其砂糖使用量要格外加以控制。

2. 減重的人可以選擇未經過加工的澱粉性食物做為主食，減少加工食品的攝取是減重的第一步。

果糖比蔗糖健康嗎？

　　果糖比蔗糖甜1.7倍，所以攝取一點點就可有很高的甜度，而且不會以糖的形式留在血液當中，這對於不能吃太多糖的糖尿病患者「好像」是一大福音，但這並不代表果糖比蔗糖健康。果糖與蔗糖的熱量相同，若是攝取過多的果糖，果糖會在肝臟中代謝成三酸甘油酯，這些脂肪透過血液運輸到不同的部位，可能會變成高血脂症或肥胖症。

你吃對營養了嗎？
果糖是好糖？

　　有一陣子果糖真的好流行，不但味道好又方便，再加上廣告的宣傳，讓大家都覺得果糖還真是一個「好糖」呢！尤其是一些高果糖糖漿用起來實在太方便了，價錢又很便宜，一些飲料、珍珠奶茶的店鋪，甚至市售飲料都把果糖做為首選，大家都沉溺在這甜美的好滋味中，似乎上了癮！但是，果糖真的是好糖嗎？

這樣吃才營養！
天下沒有白吃的果糖！

　　果糖是存在於水果中的一種單醣，甜度大約是蔗糖的1.7倍，所以，我們可以吃比較少的糖而得到相同的甜味。那麼吃果糖對糖尿病的人比較好嗎？從果糖代謝的情況來看，當「果糖」被腸道吸收後，就直接被送去肝臟代謝了，沒有再以糖的形式跑到血液中，所以，就算沒有「胰島素」，果糖也不會被遺棄在血管裡，造成血糖過高。這就是為什麼糖尿病的人可以用果糖來代替其他糖類。但是，真的就可以放心地吃果糖嗎？

◎ 果糖怎麼吃才安心？

首先必須先了解我們的身體是如何處理吃進去的「葡萄糖」？處理「葡萄糖」的路徑比較繁瑣，當腸子吸收後，必須先送去肝臟，再由肝臟放入血液中，血液把葡萄糖送到各個器官的細胞時，如果細胞需要葡萄糖當熱量，必須要有一種叫做「胰島素」荷爾蒙的幫忙，才能把葡萄糖送入細胞裡。如果我們身體的胰島素出現了問題，像第一型的糖尿病患無法製造胰島素，或第二型的糖尿病病患的胰島素功能不全、分泌不足，這些狀況都會讓葡萄糖無法進入細胞而留在血液中，所以為什麼糖尿病的人血糖會高的原因。

雖然「果糖」的代謝不像「葡萄糖」繁複，食用後，表面上看起來血糖值也很平靜，但是若吃太多果糖時，問題就來了！因為過多的果糖會在肝臟中代謝成三酸甘油酯（Triglyceride,TG）也就是所謂的中性脂肪，之後肝臟再把這些中性脂肪包裝成「非常低密度脂蛋白（VLDL, Very Low Density Lipoprotein）」這種運輸形態，經過血液的運輸把這些脂肪送到不同的部位，若太多脂肪可能堆積在血管就變成高血脂症，太多脂肪堆積在脂肪細胞就變成肥胖症。 而且，果糖和一般蔗糖也就是砂糖熱量相同，1公克能提供4大卡的熱量，不要以為它不會讓血糖升高就肆無忌憚的使用。

也有研究報告認為，果糖無法讓我們身體產生飽足感，會讓我們吃更多的糖。所以，不管什麼糖都必須要「節制」使用，這也是「接近原味」的好處。

◎ 天然的果糖才是好糖！

再次強調，任何醣類只要適量，都不是怪獸，適量的果糖的確是能幫助糖尿病患享受一下甜美的滋味，所以，學會如何選擇果糖也是相當重要的，當我們要選擇果糖時，記得看一下產品含果糖的純度有多少，如果是糖尿病患者一定要選擇純度越高的果糖越好。雖然果糖存在於水果中，但

是市面上的果糖絕對不是從水果提煉的，大部分都是從澱粉經由酵素轉化而來的，這個技術並無法把澱粉全部轉換成果糖，這種技術的產品我們稱為「高果糖玉米糖漿」（High-fructose corn syrup,HFCS）。若標示為HFCS90表示含90％的果糖，10％的葡萄糖；HFCS55則表示含55％的果糖，45％的葡萄糖，以此類推；但是很可惜的是，國內的標示常常不清不楚的，我們無法得知選用的果糖的純度多少。

　　果糖比蔗糖健康嗎？答案是不一定！因為天然的最好，如果你吃的果糖是指天然存在於水果中的果糖，那答案是肯定的；如果你吃的果糖是經由澱粉轉化而來的，那千萬不要太過量。一些糖尿病患者看到果糖就放心食用，其實這些糖漿還是含有很多葡萄糖在裡面，不但會造成血糖波動，也小心肥胖找上門！

◎ 蔗糖與果糖的營養分析

類別	天然蔗糖	天然果糖	高果糖玉米糖漿（HFCS）
分類	雙醣（葡萄糖與果糖結合）	單醣	澱粉加工後之產物，含葡萄糖及果糖之混合
甜度	100	170	100～170（含果糖越高，甜度越甜）
代謝	容易造成血糖波動	不容易造成血糖波動	果糖純度越低，越容易造成血糖波動
熱量	4大卡／克	4大卡／克	4大卡／克
市售產品	一般砂糖	目前無天然果糖市售	各種純度不同的果糖糖漿
建議攝食量	少吃。許多甜食添加蔗糖，應節制食用。	從天然蔬果來的，不需刻意限制。	少吃。許多飲料添加高果糖玉米糖漿，應節制食用。

➕健康小叮嚀
1. 記住！天然的最好！只有天然存在蔬果中的果糖不用特別限制，其他市售的果糖都不是天然的，都是從澱粉轉化而成，應節制攝取。
2. 若是糖尿病患想要稍稍享受一下甜蜜的滋味，所購買的果糖盡量要挑選純度高者，以免血糖波動。

你吃對
營養了嗎？

多吃寡醣活力十足？

　　一般人對寡醣比較陌生，雖然常從媒體聽到這個名詞，但寡醣對健康有何影響，了解的人少之又少。寡醣類是3～10個單醣的複合醣類，因為甜度低、熱量少，適合糖尿病和減重的人適量使用。寡醣的好處不只如此，它還是腸道中益生菌的食物，可強壯益生菌來增強免疫力，分解寡醣後的有機酸也可以幫助腸胃蠕動，增進腸胃的健康。

你吃對營養了嗎？
寡醣是活的？

　　幾年前我任職某家公營機構從事產品開發工作，那時正好要幫「果寡醣」做行銷計畫，當時一般民眾根本搞不清楚什麼是「寡醣」，更不用說是「果寡醣」了。為了讓民眾加深印象，以及突顯這個產品是有生命力，有同事想出「『活』寡醣」的產品名。雖然這名字最後胎死腹中，但是卻在我腦中留下深刻的印象。用「活」這個字來形容寡醣非常恰當，因為「寡醣」和其他單醣、雙醣、多醣比起來，它真的會讓我們的身體活起來，所以「寡醣」也得到一個「益菌生（prebiotics）」的封號，也就是幫助讓腸道中有益的好菌生長，讓腸道中的好菌「活」起來。

這樣吃才營養！
寡醣能讓身體「活」起來！

　　至於「寡醣」到底有什麼本事讓身體活起來？以營養學的角度來看，寡醣類就是含有3～10個單醣的複合醣類，也有人稱為「低聚醣」。當還

沒有發現寡醣有許多好處前，只知道有些人吃一些豆類特別會放屁，因為豆類含有棉籽糖（raffinose）和水蘇糖（stachyose）這兩種寡醣，我們人體沒辦法消化這兩種寡醣，會原封不動的進入大腸，此時，大腸的細菌分解這些寡醣時，就會產生一些氣體及其他的副產品。後來才發現原來這些人體不要的「寡醣」，可是腸道一些好菌的寶藏呢！這些寡醣是腸道好菌最愛吃的食物，會讓它們活力旺盛後可以抑制有害菌的生長。

◎ 吃寡醣健康多多

其實，除了豆類，很多蔬果也含有許多寡醣，如洋蔥、大蒜、牛蒡、蘆筍、麥類等，多吃這些蔬果也能得到寡醣的好處。後來陸陸續續市售寡醣的產品越來越多樣化，目前市面上常看到的「寡醣」有「果寡醣 fructooligosaccharide」、「異麥芽寡醣 isomaltooligosaccharide」、「半乳糖寡醣 galactooligosaccharide」、「木寡醣 xylooligosaccharide」等。到底哪一種寡醣比較好呢？其實，這些寡醣的功能都大同小異，最重要的差別在這些寡醣甜度不同，腸道對不同寡醣的耐受程度也不同。此外，要學會看這產品中「寡醣」的純度也是另一個重點，因為一般寡醣的甜度比蔗糖低很多，廠商為了要提升甜度會與蔗糖或果糖混合，如此一來，同樣一匙市售「寡醣」，不同的種類其保健功效就差很多。

接著，來看一下「寡醣」對身體有哪些好處？

● 低熱量的甜味劑：由於寡醣在小腸不會被分解吸收，直到進入大腸才被一些好菌分解成有機酸，這些有機酸被吸收後會產生些許的熱量，通常比一般糖類低，1克約1～2大卡。寡醣也有甜味，甜度約蔗糖的20％～50％，糖尿病患或要減重的人可以用適量的寡醣當甜味劑。

● 改善腸道菌叢：雖然人體無法消化吸收寡醣，但是，寡醣卻是腸道裡有益菌的優良食物，一旦腸道的有益菌生長良好，就能抑制壞菌的生長，使人體腸道健康，增強免疫能力。

● 調理腸道機能：寡醣本身有膳食纖維的功能，而且它們經菌叢代謝後所

產生的有機酸能刺激腸道蠕動，以減少便秘的現象。長期服用抗生素者，建議要補充寡醣及乳酸菌，以重新建立腸道菌相的平衡。

◎ 寡醣比一比

種類	果寡醣	異麥芽寡醣	半乳糖寡醣	木寡醣
來源	以蔗糖當原料，利用酵素把果糖接到蔗糖分子上，一分子的蔗糖接上3〜5分子的果糖，以β-1，2糖苷鍵所構成的寡醣。	以澱粉為原料，經過特殊酶的作用而製成的。它是指2〜10個葡萄糖分子之間至少有一個以α-1，6糖苷鍵結合而成的支鏈，支鏈有2〜5個單醣數，為一種支鏈狀低聚醣。	以乳糖作為原料，經過特殊轉移酵素作用，形成一個葡萄糖分子接了2〜5個半乳糖分子所形成的一種寡醣。	一般農產品廢棄物如玉米芯、甘蔗渣等為原料，以聚木糖分解酵素將其分解為2〜7個木糖分子（xylose）以β-1，4糖苷鍵結合所構成的寡醣。
甜度	蔗糖的20%〜40%	蔗糖的50%	蔗糖的35%	蔗糖的40%
熱量	1.4 kcal/g	1.7 kcal/g	1.7 kcal/g	1.5 kcal/g
每日最少有效量	3〜8克	10克	2〜5克	1〜3克
腸道忍受量	15〜20克	15〜20克	10〜15克	10〜15克
使用特色	目前市面上的果寡醣純度並非100％，通常因酵素作用不完全還有蔗糖及果糖的分子。目前糖漿狀及粉末狀均有販售。	這是目前市面上價錢最便宜，使用量最大的寡醣。目前糖漿狀及粉末狀均有販售。	目前市面上的半乳糖寡醣純度並非100％，通常因酵素作用不完全還有葡萄糖、乳糖及半乳糖的分子。	木寡醣是目前市面上最貴的寡醣，純度越高越貴。不過每天1〜3克就可以達有效劑量，用量不需太高。目前糖漿及粉末狀有販售。

➕ 健康小叮嚀

1. 寡醣是對身體有幫助的醣類，可以透過多吃一些如大蒜、洋蔥、牛蒡、豆類等食物來補充。
2. 市售寡醣是很好的補充來源，選用寡醣時應仔細看清楚寡醣的純度，以純度越高的越有保健功效。若與乳酸菌一起食用，保健功能更佳。
3. 補充寡醣不能過量，尤其是原本很會脹氣的人，要食用寡醣一定要從小劑量開始試起，否則會有腹脹加劇、甚至腹瀉的現象。

如何選擇健康米食？

我們習慣以白飯當做主食，其實還有更好的選擇：糙米，雖然口感不如白飯，但它有豐富的膳食纖維和維他命B群。另外，燕麥除了有上述的營養外，也可以幫助我們降低膽固醇、控制血糖、改善便秘；而薏仁所含的脂肪酸多屬單元不飽和脂肪酸，豐含膳食纖維，同樣有降低膽固醇功效。

你吃對營養了嗎？

精白米營養更精緻？

我從小是吃精白米長大的，老一輩的父母或是祖父母對於家中有吃不完的精白米都覺得是一件很驕傲的事，以前的人能吃到精白米算是身分地位的表徵，所以，當我提議要把家中的精白米換成糙米時，遇到的第一個困難就是父親對精白米的堅持，第二個困難是孩子們對糙米的厭惡。所以，我只能用循序漸進的方式，慢慢的把部分精白米換成糙米。

這樣吃才營養！

健康米食的內在美

衛生署的國民飲食指南會隨環境變化做調整，以前勞力密集的時代，建議大家一天要吃3～6碗的五穀根莖類；現代人多坐辦公室，很少人一天吃到6碗飯了，所以，主食類的量目前往下修正到2～3碗。因此，建議這2～3碗的主食，要吃得「精采」一點，白白的米飯太無趣，應該有時吃糙米、有時加點燕麥、有時加點薏仁，甚至十穀米，都是非常棒的選擇。

◎ 主食有三寶：糙米、燕麥和薏仁

由以下營養分析的資料可以看出，精白米的各種營養成分都比不過其他常見穀類，鼓勵大家多吃糙米、燕麥以及薏仁這三種常見的穀類。糙米是稻米去殼以後保留最大營養素的穀類；糙米去掉米糠的部分則是胚芽米；而胚芽米再去除胚芽的部分才是精白米，換句話說，把好東西都去掉了才剩精白米。因此，糙米無論是膳食纖維或維生素B群都比精白米或胚芽米好。

燕麥具有比糙米更豐富的水溶性纖維以及β-聚葡萄糖，所以，對於降低膽固醇或是控制血糖都是非常棒的食物，有便秘的人也可以把一些主食類換成燕麥，排便的效果也會相當不錯。不過要注意的是，大家吃燕麥時，最好是選擇一整顆顆粒完整的燕麥，不要選擇已經磨成粉的，粉狀燕麥雖然比較容易吸收，但是控制血糖的功效卻不佳。

薏仁也是另一種好穀類，中醫的觀念裡有利水滲濕、除痺、清熱、排膿、健脾、止瀉，以及利尿消水種的功效。而現在科學性的研究發現，薏仁所含的脂肪酸多是單元不飽和脂肪酸，而且所含的膳食纖維也不少，因此對於降低膽固醇、增加高密度膽固醇（HDL-C，好的膽固醇）、血糖的穩定都有很好的效果。但是要注意！孕婦並不適合吃薏仁，因為薏仁的排水功效很強，容易讓羊水過少，影響到懷孕的過程。

此外，肥胖也是一個大家關心的問題，精白米除了口感比較好，升糖指數（GI值）都比其他穀類高，通常GI值越高的食物，表示所含醣類越容易被人體吸收，對糖尿病患者或是肥胖的人都不好。建議要減重的人不須放棄米飯，但是可以把精白米改成糙米，糙米的糖分不容易被吸收，所含有豐富的維生素B群還可以提高我們的代謝，對減重也有幫助。

總之，我們的飲食應漸漸回到「粗食」以及「蔬食」，越精緻的食物及越加工的食物應少吃，找回食物最原始的滋味，才是健康之道！

◎ 常吃穀類的營養分析

種類 （每100公克數值）	精白米 （生）	糙米 （生）	胚芽米 （生）	糯米 （生）	燕麥 （生）	薏仁 （生）	蕎麥 （生）
熱量 （Kcal）	355	364	357	359	402	373	360
蛋白質 （g）	7.5	7.9	7.7	8.4	11.5	13.9	10.8
碳水化合物 （g）	77.2	75.6	73.9	78	66.2	62.7	70.7
膳食纖維 （g）	0.3	3.3	2.2	0.7	5.1	1.4	3
維生素A （IU）	0	0.8	0	0	0	0	0
維生素E （α-TE）	0.06	0.5	0.89	0.31	1.73	0.29	0.44
維生素B1 （mg）	0.05	0.48	0.34	0.09	0.47	0.39	0.48
維生素B2 （mg）	0.02	0.05	0.05	0.02	0.08	0.09	0.19
菸鹼素 （mg）	0.8	6.72	4.4	1.65	0.8	1.5	4.7
維生素B6 （mg）	0.02	0.07	0.07	0.13	0.03	0.06	0.3
鎂 （mg）	19	127	102	23	112	169	189
磷 （mg）	55	536	133	110	160	118	229

◎ 常吃的穀類GI值（升糖指數）

分類（葡萄糖GI=100）	白飯	白稀飯	糙米飯	糙米稀飯	燕麥片粥	蕎麥麵	薏仁
GI值	73	78	55	57	55	59	36

➕ 健康小叮嚀

1. 主食中的精白米，可以部分用糙米取代，市面上的五穀米或是十穀米都是不錯的選擇。主食不要選擇太多加工步驟的穀類，糙米、燕麥、薏仁都是很好的選擇。

2. 孕婦食用薏仁時要特別注意，不可多食以免增加流產的危險。

麵包是
營養的主食嗎？

現代人工作忙碌求方便，常常到糕餅店、超市買麵包當主食，但是，大量烘製的西點為求賣相以及拉長保存期限，往往放入一些食品添加物，所以，建議大家還是不要把這些糕餅、西點當主食，平常的飲食中應回歸最原始的來自天然的食物，少吃精緻的加工食品最健康。

你吃對營養了嗎？

過期麵包不發霉，能吃嗎？

大部分的人早上趕著上班、上學，根本沒有機會好好準備早餐，最常吃的早點多半是早餐店賣的三明治、蛋餅，不然就是在便利商店買麵包或是三角飯團，而我也算是「懶人」一族，有時也會去超商買個吐司，回來自己做法國吐司或三明治。有一次，不小心把土司放了快兩星期，過了保存期，卻發現竟然沒有發霉。這些看似正常的過期食品，是否還可食用呢？

這樣吃才營養！

麵包原來包這些……

這件事情不經讓我狐疑，是現在做麵包的技術太好？還是現在麵包中有什麼不該放的東西？為此，我還興致勃勃去參加烘焙班，了解一下自己做的糕點和外面賣的有什麼不一樣？

當我實際去參加烘焙班以後，才真正了解到，要讓一個西點好吃，麵粉、糖、奶油、蛋這四大元素是主要重點。老師做出來的點心各個精緻可口，用的料也都是頂級的，而且絕對不用「植物性氫化奶油」，更沒有放入其他添加物。但是，當我照著老師的配方做麵包，到了第二天、第三天，麵包一定會變得硬硬的，完全不像市面上的麵包，還可以放約兩星期不會壞。

原來市售的糕點為求賣相，不得不放一些如保濕劑、膨鬆劑、甚至食用色素。因此，建議大家不要將市售糕餅、西點用來當每天的正餐，就算無法每天煮米飯，改吃饅頭會比麵包、蛋糕好很多，因為饅頭不需要放奶油，糖的成分也相對少很多，早上來個饅頭夾蛋加豆漿，再配上一盤水果，營養就很均衡了。

◎ 少吃西點才是「對」策

如果每天將西點、糕餅當正餐會有以下壞處：

●**攝取過多的簡單糖類**：砂糖是製作西點不可缺少的原料，如餅乾糖約占20%左右，蛋糕也是占20%左右，麵包含糖比例較低約5%，若以含糖量而言，餅乾及蛋糕比麵包更不適合當早餐。此外還有碳水化合物的問題，我一再跟大家強調少吃「簡單糖類」的食物才是健康的王道，因為光是澱粉，絕不是讓我們變胖或三酸甘油脂增加的殺手，請大家試著把所有含「簡單糖類」的食物如蛋糕、餅乾、麵包、冰淇淋、飲料等刪除，只要一段時間，保證你的體重或三酸甘油脂就能神奇下降。而且，現在還有一種說法，就是老化及發炎反應也是因為我們吃太多「簡單性糖類」引起的，所以，注意健康、愛美的你一定要試著做做看。

●**攝取過多的反式脂肪酸**：使用氫化的植物油也就是俗稱的「植物性奶油」或「瑪淇淋」，是糕餅業最愛用的油類，因為這種油比奶油穩性高又便宜，但是這些油都存在同樣的問題：「氫化」。大家想想看，除了椰子油以外，幾乎所有的油都是液體，為了讓油穩定所以「氫化」成固

體，在氫化過程中會產生「反式脂肪酸」，這種「反式脂肪酸」已經被證實比奶油還容易造成心血管疾病。很多消費者買奶油時故意選「植物性」奶油，以為「植物性」的東西一定比較健康，其實剛好相反；還有吃素的人覺得吃麵包應該不會膽固醇過高，因為店家是用「植物性奶油」，結果膽固醇越來越來越高，問題就是攝取太多反式脂肪酸而不自知。

●**易引發對小麥的過敏**：有些人吃了麵包、蛋糕、餅乾等麵食類會有腹瀉、腹脹、腹痛的情形，很多人以為是胃腸疾病。如果發現吃這些糕餅類特別會出現上述不適症狀，可以考慮去檢測過敏原，是否對小麥過敏。這是因為對麵粉的「小麥蛋白」產生敏感反應的結果，在醫學上稱為麩質過敏症（Celiac disease），就是典型的對小麥中的特種蛋白質（gluten）過敏，是一種腸道的自體免疫反應，嚴重者除了造成腸胃不適外，也會引起嚴重的便秘或下痢，更會造成養分吸收不良、貧血等症狀。

●**吃進許多食品添加物**：有人開玩笑，一塊麵包從開始製作到烤完，大概放了40種食品添加物，聽來有些誇張，但是，賣家為了求賣相及增加銷售時間，放個5、6種絕對跑不掉，像有些不肖廠商在麵粉裡放增白劑、為了讓麵糰不老化加放改良劑、加速麵糰發酵時放膨鬆劑、讓顏色美麗放人工色素等，所以，如過要享受健康的美味糕點，又不想吃一肚子添加物，那就只好自己試著做做看了。

當然！大多數的人沒有時間自己做，但精緻美味的西點又具有致命的吸引力，實在很難抵擋。所以，建議大家還是不要把糕餅、西點當主食，偶爾周末下午或是慶生時來個一兩塊，慢慢品嚐即可。平常的飲食還是應回歸最原始的來自天然的食物，少吃精緻的加工食品最健康。

◎ 市售糕餅、西點中可能影響健康的成分

類別	成分	常使用的成品	對人體的影響
油脂	氫化植物油（含反式脂肪酸）	中式糕餅、西點	造成心血管疾病
防腐劑	去水醋酸鈉	麵包、糕點、包子、饅頭	致畸胎性
人工合成色素	黃色四號	餅乾、糖果、蛋糕	有致癌性的隱憂，會引起蕁麻疹、氣喘、過敏。
抗氧化劑	BHA、BHT	乳酪、奶油	BHA確定為致癌劑，BHT有些研究顯示具有致癌性。
膨鬆劑	碳酸氫銨（銨粉）	燒餅、油條、包子、饅頭、蛋糕、麵包、餅乾	影響兒童骨骼和智力發育

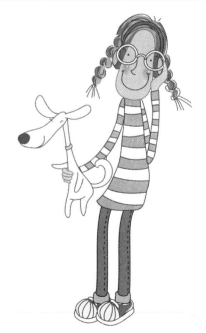

➕ 健康小叮嚀

1. 中式糕點、西式甜點都是令人食指大動的食物，建議最好自己動手做，避免吃到上述的食品添加物。

2. 大家在購買蛋糕、麵包、餅乾時最好要看清楚食品標示，如果發現有害人體的食品添加物請勿購買。但是很多蛋糕、麵包、餅乾都是散賣的，無法了解裡面放什麼東西，最好保護自己的方式，就是偶爾吃一下解饞即可，不要每天食用。

「簡單糖類」是美麗的剋星？

　　我們每天接觸到的醣類非常多種，有多醣、寡醣、雙醣、單醣等，其中雙醣、單醣容易被人體吸收，雙醣與單醣如果被食品工業技術提煉出來，而「外加」於食物中以增加食物的美味，則稱這些醣類為「簡單糖類」。我們每天都吃進太多簡單糖類，對身體造成許多負擔，也對健康產生不利的影響。

你吃對營養了嗎？

可以怎麼吃都不會胖？

　　每次和朋友聚會，大家知道我正在寫書時，十個裡面有八個人希望我寫的書是教大家「怎麼吃也不會胖！」或是「怎麼吃也不會老！」之類的話題，有趣的是，大家常常一邊跟我說他們的願望，一邊又把美味甜食往嘴裡送！看到這樣的情景，我心裡想，如果真要提供一個能狂吃又能瘦的方法，還真是個不可能達到的任務呢！

這樣吃才營養！

抓出糖類致胖的元凶！

　　「不要胖、不要老」是許多人共同的願望，但是，真的有一種飲食能實現這個夢想嗎？其實，還是有一種飲食可以讓我們不胖、慢老，可惜現在人幾乎做不到！那就是戒掉「簡單糖類」，把簡單糖類從我們的飲食中

除去。

　　每次看到很多人餓肚子，這也不敢吃、那也不敢吃，尤其是澱粉類的米飯都不敢沾一口，但餓到頭昏眼花時，卻又塞一顆糖果到嘴巴，這種做法是絕對錯誤的。因為，讓我們變胖、變老的不是存在全穀根莖類中的「多醣性澱粉」，而是外加於食物中的「簡單糖類」。

◎ 什麼是簡單糖類？

　　若是以營養學的定義，單醣類（如葡萄糖、半乳糖、果糖）及雙醣類（蔗糖、麥芽糖、乳糖）這兩種醣稱為簡單糖類。然而，我所認為的簡單糖類，是一些非天然存在於食物中，而是為了讓食物更可口或提高保存度，「外加」於食物中，而且具有「甜味」的糖類。舉一個例子，像果糖，原來就存在於水果中，如果吃水果是整顆連纖維都一起吃下去，這時的「果糖」是以天然存在於食物中的形式進入你的口中，這就不是我認定的「簡單糖類」；但是，如果用食品科技的方式製造出的果糖，在做飲料或甜點時外加進去的果糖，這類「果糖」就被我認為是「簡單糖類」。

　　我們日常生活中吃到簡單糖類的機會太多：喝咖啡要加糖、打果汁要加糖、吃麵包要塗果醬，加上市售飲料、甜蜜的蛋糕、順口香濃的冰淇淋……這些美好的滋味也因為外加了糖：再檢視一些加工食品，通常加工越多的食物，放的糖越多。一般我們建議這些簡單糖類的食用，一天不能超過總入量的10％，如果，一個人一天需要2000大卡，所攝取的簡單糖類不可以超過200大卡，而200大卡的糖約50公克，差不多12茶匙，但是現在很多人一天大概都吃到80克的簡單糖類，這些糖類就是分布在飲料、冰淇淋、餅乾、麵包、菜餚等，大家吃下去都不自知。

◎ 簡單糖類的問題不簡單！

「甜蜜」的滋味很誘人，但是，你知道這些簡單糖類隱藏了多少對健康的負面影響嗎？

● **容易肥胖**：簡單糖類其實一點營養價值都沒有，它只是增加食物的甜度與熱量而已，尤其很多飲料一點營養價值都沒有，只是糖水和一些香料，喝太多飲料會排擠其他真正具有營養的食物。所以，減重第一步，請務必要先戒掉含簡單糖類的食物。

● **容易血糖升高**：簡單糖類是最容易造成血糖波動的，因為它的構造太簡單了，身體不需要費太多的工夫消化、吸收，當我們吃下這些簡單糖類，一下子就吸收進入身體了。所以，吃太多簡單糖類會讓血糖容易升高，胰島素就必須常常分泌，自然就會增加脂肪堆積，這也是肥胖的原因之一。

● **容易老化**：人體會老化是必經的過程，雖然無法拒絕老化，但是可以延緩老化，當我們身體有太多簡單糖類時，它會和蛋白質鍵結（cross-linking），老化就像太多糖黏在軟骨的膠原蛋白，會讓關節老化產生退化性關節炎；太多糖黏在皮膚的膠原蛋白，會讓皮膚老化產生皺紋；太多糖黏在水晶體的蛋白質，會讓水晶體老化形成白內障。因此，少吃簡單糖類可以減少蛋白質被糖化（glycation）的機會，就可以延緩老化。

● **容易感染、發炎**：人喜歡甜的，在我們身體周遭蠢蠢欲動的細菌、黴菌也喜歡吃甜的，尤其是黴菌。有些女性朋友常常會有私密處感染的現象，試著戒掉簡單糖類，這個擾人的疾病就會不藥而癒；常常會長青春痘的人也應該試著戒掉簡單糖類，這樣皮膚的狀況會越來越好，因為，細菌找不到多餘的糖分可以吃，皮膚紅腫熱痛的現象會減緩。

● **容易蛀牙**：飲食中的糖分非常容易被口腔的細菌代謝成酸性，溶解牙齒的琺瑯質，細菌也會利用糖製造黏性的牙菌斑，就減少了口水中和酸性的效果，也是蛀牙的原因之一。

◎ 要甜蜜，不要負擔！

要讓自己不胖又慢老，第一步就先戒掉簡單糖類。以下方法可以幫助你減少簡單糖類的攝取：

一、詳細閱讀食品標示，盡量挑選含糖較少的食物。

二、多吃新鮮天然的食物、少吃加工食品，有些加工食品雖然不是甜的，但是，為了中和酸或鹹放了很多糖，如酸梅。

三、少喝市售飲料，如汽水、奶茶、果汁裡面都有很多糖，應在家中自製不加糖、不濾渣的果汁。

四、西式糕點、中式糕餅盡量少吃，逢年過節偶爾吃一下無妨，千萬不能當做每天的主食。

五、烹飪時也盡量不要加糖，如需要甜味可善用水果，如鳳梨、芒果、橘子、哈密瓜，這些帶有甜味的水果入菜，會讓食物美味又健康。

六、飯後甜點可以用新鮮水果取代。

沒有簡單糖類的生活剛開始很痛苦，但是，當你發現自己越來越瘦，越來越年輕時，你就會覺得原來簡單糖類真是甜蜜的負擔！

➕ 健康小叮嚀

嬰兒不可以餵食蜂蜜，因為蜂蜜含有肉毒桿菌孢子，這些孢子會變成細菌使嬰兒有致命的危險；成人的胃酸會抑制這些細菌的成長，嬰兒的胃酸分泌不足，無法有效抑制這些致命的細菌。

◎ 常添加於食物中的簡單糖類

種類	甜度	熱量	糖的形式／結構	用途／注意事項
蔗糖 sucrose	1	4 kcal／g	雙醣　（葡萄糖＋果糖）	・加工食品中最常用的糖類
紅糖 brown sugar	1	4 kcal／g	就是含有糖蜜的蔗糖	・比蔗糖多一點礦物質 ・用於烹飪
糖粉 icing sugar	1	4 kcal／g	特級細的蔗糖	・非常容易吸濕 ・用於糕餅
乳糖 lactose	0.2	4 kcal／g	雙醣　（葡萄糖＋半乳糖）	・食用時要注意乳糖不耐症 ・存在於乳製品
果糖 fructose	1.2 ～ 1.8	4 kcal／g	單醣	・市售果糖糖漿是玉米澱粉加工後產物，為葡萄糖及果糖之混合，含40～90%的果糖 ・用於飲料、汽水
葡萄糖 glucose	0.7	4 kcal／g	單醣	・玉米糖漿內含有很多葡萄糖 ・用於烘烤食品加味增色、軟性飲料、糕餅、布丁、各種罐頭等
麥芽糖 maltose	0.4	4 kcal／g	雙醣　（葡萄糖＋葡萄糖）	・多用於傳統的餅乾
焦糖 caramel	1	4 kcal／g	把蔗糖煮到攝氏170度而得	・可做為食物的黑色素 ・用於咖啡、布丁及烘焙食品
蜂蜜 honey	0.97	3 kcal／g	富含果糖和葡萄糖	・營養價值與單醣一樣，無特殊營養價值 ・各種食品均可
楓糖漿 maple syrup	0.64	2.7 kcal／g	楓糖樹的樹液熬煮濃縮而成	・目前市售的楓糖漿，多是玉米糖漿和高果糖糖漿加楓糖香料製成 ・各種食品均可
山梨醇 sorbitol	0.6	3 kcal／g	為一種六元醇。天然水果也含有一些山梨醇，有些是葡萄糖加氫製成。	・每天攝取山梨醇超過10克，可能會產生腹瀉、腹脹的副作用 ・常當成蔗糖之替代品，使用於糖尿病患者之食品
甘露醇 mannitol	0.7	3 kcal／g	一種己糖醇。天然存在蔬果與藻類中。	・每天攝取甘露醇超過10克，可能會產生腹瀉、腹脹的副作用 ・蔗糖之替代品使用於減肥食品或糖尿病患者之食品
木糖醇 xylitol	0.9	3 kcal／g	一種戊糖醇。廣泛存在於各種植物中，可從白樺、覆盆子、玉米等植物中提取。	・每天攝取木糖醇超過10克，可能會產生腹瀉、腹脹的副作用 ・用於無糖口香糖，可防止蛀牙

13

魚肉豆蛋奶類食物

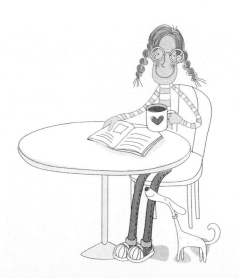

牛奶比豆漿營養嗎？

　　牛奶除了高鈣還有豐富的蛋白質，而豆漿當中也有能夠促進鈣質吸收的營養素，所含的蛋白質雖然不像牛奶這麼優秀，但只要加入穀類，就能彌補蛋白質的缺陷。牛奶與豆漿，各有各的營養價值。有些人的腸胃無法分解牛奶中的乳糖，那麼他們也可以喝豆漿來維持營養；有痛風的人，喝牛奶會比喝豆漿合適。

你吃對營養了嗎？

多喝牛奶有助發育？

　　最近牛奶的名聲似乎不太好，有人說它是「生鏽」的飲品，有人說它反而會造成骨質疏鬆，眾說紛紜讓大家很緊張。尤其家裡有正在發育的小朋友，到底能不能多喝牛奶呢？

這樣吃才營養！

營養價值在於均衡

　　其實，以營養學的觀點來看，任何食物都有營養價值，只要適當的攝取就不會造成疾病，所以，正在發育的兒童不需要因為怕骨質疏鬆而刻意不喝牛奶。而經常和牛奶來比較的就是豆漿了，我本身也相當喜歡喝豆漿，我們就來分析一下「牛奶」和「豆漿」的土洋大戰！

◎ 牛奶豆漿平分秋色

● 鈣質含量：1杯牛奶的鈣質含量相當於10杯豆漿的鈣質含量，牛奶還是補充鈣質最有效率的食物。有人認為喝牛奶反而會造成骨質疏鬆，但我並不認為牛奶是造成骨質疏鬆症的元凶。主要是因為擔心牛奶中的磷酸根太多，導致體內呈酸性，使得骨骼必須釋放鈣質中和而造成骨質疏鬆。所以，建議大家喝牛奶時，別忘了多吃一些蔬果，讓身體的酸鹼值偏鹼性，自然能解除「喝牛奶會造成骨質疏鬆」的疑慮。若是不喝牛奶或吃素的人，就要多注意攝食一些含鈣量較高的蔬菜，例如甘藍、芥藍、莧菜、秋葵、昆布、綠豆芽、豆腐等，或者考慮補充鈣片。

雖然豆漿的鈣質沒有牛奶高，但豆漿對於預防骨質疏鬆也是功不可沒。因為，豆漿含有大豆異黃酮素吉尼斯旦（genestien）及代得仁（daidzein），它們是一種植物性的雌激素，可以促進骨質再吸收。

● 蛋白質：牛奶的蛋白質比較完整，而豆漿中少了一種必須胺基酸——甲硫胺酸（methionine），所以豆漿本身利用率會比牛奶差一點。但是，也不用太擔心，當你喝豆漿時，配上饅頭、包子等這些穀類食物，就能相互補足缺少的胺基酸。因為，像稻米、麥類等這些穀類食物，本身也缺乏另一種胺基酸——離胺酸（lysine），若只單獨食用穀類，所能提供的蛋白質也不完整，但是只要把「穀類」和「豆類」放在一起吃，彼此就會產生互補作用！就像兩個玩具機器人各缺一個不同的零件動不起來，但是若把這兩台拆開重組，又會組成一個完整的機器人了。如果大家可以自己來做豆漿，同時加些穀類如糙米豆漿、山藥豆漿、五穀豆漿等，保證可以變成「超完整蛋白豆漿」。

● 過敏症狀：不可否認真的有些人會對牛奶過敏，有人會拉肚子、有人會起疹子，所以不要勉強自己喝牛奶。改喝自己製作的「超完整蛋白豆漿」，多注意一下其他食物的鈣質補充，依然可以很健康。

● 乳糖不耐症：有人喝牛奶會拉肚子，其實這不是過敏，而是你腸子中的

「乳糖分解酵素」在睡覺，讓你腸子沒辦法分解牛奶中的乳糖，而乳糖就是讓你拉肚子的凶手。建議可以平時就喝一點點牛奶，慢慢喚醒尚未發揮功能的「乳糖分解酵素」，以後就不會再拉肚子了。若等不及它慢慢甦醒，就改喝優酪乳吧！它的乳糖含量較低，比較不會拉肚子。

●**痛風或高尿酸**：若是有痛風或是高尿酸的人，飲用豆漿就不要過量。雖然目前發現豆類不是痛風患者需要禁食的食物，但畢竟豆漿的普林含量沒有牛奶低，這時，牛奶是比較好的選擇。

　　這場「牛奶」與「豆漿」的土洋大戰沒有勝負，兩者我都喜歡，經常將豆漿加牛奶混合飲用，總之，食物的選擇在於適合自己且搭配得宜就好。

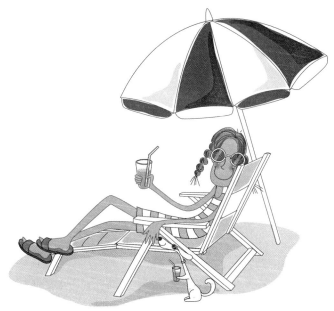

✚健康小叮嚀

1. 只要飲食均衡，記得多攝取蔬果，不用擔心喝牛奶會造成骨質疏鬆症。成年人則建議飲用低脂或脫脂牛乳，以減少脂肪的攝取。

2. 牛奶和豆漿都是營養價值很高的飲品，如果不是特殊狀況，兩種飲品都推薦飲用！

◎ 豆漿 VS. 牛奶的營養分析

類別	豆漿	牛奶（全脂）	牛奶（低脂）
熱量（Kcal）	64	63	40
水分（g）	85	88	91
粗蛋白（g）	2.7	3.1	2.9
粗脂肪（g）	1.6	3.6	1.2
碳水化合物（g）	10	4.8	4.3
粗纖維（g）	0.2	—	—
膳食纖維（g）	3	—	—
灰分（g）	0.3	0.7	0.7
膽固醇（mg）	—	14	9
維生素A效力（RE）	0	41	25
維生素E效力（α－TE）	—	0.06	0.87
維生素B1（mg）	0.02	0.03	0.03
維生素B2（mg）	0.01	0.18	0.16
菸鹼酸（mg）	6.07	0.1	0.1
維生素B6（mg）	0.01	0.02	0.03
維生素B12（ug）	—	0.13	0.09
維生素C（mg）	0	0	0
鈉（mg）	42	49	40
鉀（mg）	47	158	139
鈣（mg）	11	107	104
鎂（mg）	9	11	9
磷（mg）	35	89	85
鐵（mg）	0.4	0.1	0.1
鋅（mg）	0.2	0.5	0.4
普林（mg）	25～150	0～25	0～25

嬰兒可以喝鮮奶嗎？

　　鮮奶就是經過一系列殺菌處理，以便存放一段時間的牛奶。嬰兒因為發育尚未完整，無法承受其中過高的蛋白質和礦物質，六個月以內的嬰兒最好喝母乳，母乳提供的天然抗體是配方奶粉補充不了的，無法哺育母乳時才選擇配方奶粉。而一歲以內的嬰兒絕對不能餵食鮮奶或是一般奶粉，一歲至兩歲的幼兒也應少喝鮮奶、一般奶粉或是用牛奶為基質的乳製品。

你吃對營養了嗎？

寶寶可以喝調味乳嗎？

　　同事的寶寶剛滿一歲，開始對奶瓶中的配方奶排斥，整天看到奶瓶就搖頭，新手媽媽超級緊張，怕寶寶營養不夠，想說幫寶貝換一下口味，有一天問我可不可以讓寶寶喝鮮奶甚至是巧克力牛奶？結果我的答案讓她有些失望，建議她在副食品上多花一點心思，不要為了一時方便給一歲的寶貝喝鮮奶，那是因為一歲的嬰兒腸胃道其實還沒有發育完整，不能承受牛奶中過高的蛋白質及礦物質。

這樣吃才營養！

母乳還是最好

　　顧名思義，牛奶就是要給小牛喝的，不是給人類的寶寶喝的，人類的寶寶就應該喝母乳，母乳是老天爺賜給寶寶最珍貴的禮物，沒有一樣食物可以取代母乳，若媽媽們一切狀況都允許，最好能餵小寶寶母乳至少六個

月，到滿六個月以後再慢慢補充副食品。

　　但有些媽媽可能因身體狀況或是工作的關係無法哺乳，也不用太自責，目前的配方奶粉一直在改良，盡量符合小嬰兒的需求，好的配方奶粉並不是只要把成分調配得像母乳就好，還要考慮到各種營養素在寶寶身體中的消化、吸收、代謝，因此，如果媽媽們看到有些營養素在配方奶粉中的含量高於母奶時，不必太驚訝，因為母奶的吸收效率非常好，配方奶的吸收效率比較差，必須提高一些營養素的含量彌補不足，鐵質就是一個很好的例子！

　　話雖如此，就算目前配方奶粉再怎麼進步，永遠比不上老天爺專門為小寶寶設計的母奶，像母乳中所含的天然抗體是配方奶粉無法製造出來的。

◎ 母乳、牛乳、配方奶，有何不同？

　　再讓我們仔細看一下母乳、牛乳、配方奶這三種乳品的營養成分有何不同？

● **熱量**：嬰幼兒對於熱量的需求相當高，而主要的能量來源是脂肪，因此，絕對不能給小嬰兒吃脫脂或低脂奶；無論是母奶或是配方奶粉都可以供給六個月以前嬰兒足夠的熱量。

● **蛋白質**：母奶中的蛋白質以乳清蛋白為主，這種蛋白質非常容易被小寶寶消化吸收；而牛乳中的蛋白質則是以酪蛋白為主，在胃部容易凝結成塊，不容易被小寶寶吸收。而目前配方奶多是以牛奶為基質，其蛋白質也沒有母乳的蛋白質優良。

● **碳水化合物**：母乳中所含的醣類幾乎全是乳糖，非常容易被吸收利用。牛乳中的乳糖則是不容易溶解的 α 型乳糖較高，嬰幼兒不能直接餵食牛奶。而配方奶的醣類經過調整與母奶相近，選擇時以沒有添加蔗糖的配方奶粉為佳。

● **脂肪**：母乳所含的高脂肪，不僅是提供熱量的來源，還提供了腦部、

免疫系統、視網膜等器官發育時不可缺乏的必須脂肪酸如亞麻油酸（Linoleic acid）及 α-次亞麻油酸（Linolenic acid）。而牛奶所含的這一類必須脂肪酸只有母奶的三分之一，如果給嬰幼兒餵食牛奶將會造成發育不全的危險。配方奶在脂肪比例上已經調整過了，有的配方奶也開始添加亞麻油酸及 α-次亞麻油酸下游的產物，如花生四烯酸（ARA）及二十二碳六烯酸（DHA），使配方更完善。

● **維生素**：嬰兒若是主要營養來源來自母乳或是配方乳，維生素的來源不虞匱乏。唯有吃素的母親，要特別注意小嬰兒維生素B_{12}可能會有不足的危險，必要時必須補充維生素B_{12}。當然，牛乳的維生素一定不如母乳來得適合嬰兒。

● **礦物質**：母乳的礦物質整體含量都較低，但是都非常容易被吸收，因此，喝母乳的嬰兒糞便都不硬，呈現稀稀的狀態，這是正常現象。而不論是牛乳或是配方奶的礦物質含量都高出許多，但是，吸收率就差非常多，許多礦物質都留在糞便中，因此，很多喝配方奶的小嬰兒糞便都比較乾燥。

經過仔細分析後，知道為什麼我不建議一歲的小孩喝鮮奶了，或許我同事可以考慮換換不同口味的較大成長配方奶粉，但都比直接喝鮮奶來得好。

◎ 牛乳、母乳、配方奶（粉）比一比

	牛乳	母乳	配方奶（粉）
蛋白質	・蛋白質量為母乳的三倍 ・以酪蛋白為主	・蛋白質含量為1.1% ・以乳清蛋白為主	・降低蛋白質量與母乳接近 ・但吸收率不及母乳
脂肪	・人體所需的必須脂肪酸為母乳的三分之一 ・脂肪球大不易被消化吸收	・以不飽和脂肪酸為主 ・脂肪球小易吸收	・刻意調高不飽和脂肪酸的比例 ・有些廠牌有額外添加ARA、DHA
醣類	所含乳糖型態較不利被人體吸收	以乳糖為主，幾乎可以完全被消化吸收	含乳糖和／或蔗糖
維生素	含量比母奶低	含量較高	模擬母乳的比例
礦物質	・總體礦物質含量高 ・鈣：磷=1.3：1 ・鐵質：0.5 mEg／L	・總體礦物質含量低 ・鈣：磷=2.4：1 ・鐵質：0.5 mEg／L，吸收率50% ・六個月以後必須從副食品補充鐵質	・總礦物質含量介於母乳及母乳之間 ・鈣：磷=1.2：1 ・鐵質：12 mEg／L，吸收率4%
水分	含量高	含量高	依沖泡濃度改變
灰分	高	低	高
嬰兒需要的抗體	無	有	無
嬰幼兒適合度	・1歲以下幼兒禁喝 ・1～2歲少喝	第一選擇	第二選擇

✚ 健康小叮嚀

1. 完全以母乳哺育的嬰兒，六個月以後要注意從副食品補充鐵質，以免有貧血的危險。

2. 吃全素的母親，如果全以母乳哺育嬰兒，必須注意維生素B_{12}的補充。

優酪乳
比牛乳健康嗎？

喝優酪乳的好處多多，因為製作過程的緣故把蛋白質分子變小了，腸胃更容易吸收，而乳酸菌也能夠幫助吸收更多鈣質。優酪乳的乳糖含量比牛奶少很多，對於喝牛奶會拉肚子的人，喝優酪乳一樣可以攝取營養。但對於有尿酸和痛風的人來說，身體在代謝優酪乳時會產生的尿酸，反而會提高痛風發生的機率，所以並不是人人都適合喝優酪乳。

你吃對營養了嗎？
優酪乳真的比較「優」？

記得自己小時候，對於優酪乳或優格這種發酸的奶類非常排斥，覺得怎麼會有人吃這種「臭酸」的東西？但慢慢地這種食物在日常生活中越來越普遍，廣告也越來越多；後來發現，其實這種乳品還越做越好吃，甜甜濃濃的滋味似乎比我小時候的印象好太多了，也越來越多老人家開始問我：「我便秘，是不是喝優酪乳有用？」、「喝優酪乳是不是比喝牛奶好？」

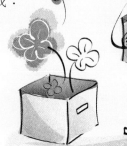

優酪乳「優」在哪兒?

其實答案不是每一個人都一樣,因為,我還要問一下:「你有沒有痛風?有沒有血糖高?」我也會目測一下對方的長輩體型,更進一步詢問:「你喝的優酪乳會不會很甜?是不是低脂的?」

關於優酪乳的問題是越來越多,而且一講到優酪乳就會想到乳酸菌,所謂「優酪乳」就是以鮮奶或生奶做為基質,放入乳酸菌進行發酵,而這些菌類會利用牛乳中的糖類做為原料,代謝後產生乳酸,這也是為何我們喝到的優酪乳會酸酸的原因。目前市售優酪乳是以保加利亞桿菌(Lactobacillus bulgaricus)與嗜熱鏈球菌(Streptococcus thermophilus)這兩株菌做為基礎的菌種,各家廠商再依照自家開發的特色放入不同的菌株。通常為了讓發酵的過程更快或是口感較好,很多優酪乳在製作的過程中會加入不少額外蔗糖,因此,市面上很多小小一瓶優酪乳含糖量約有5~8顆的方糖,這也是為何想要減重或是血糖偏高的人選擇優酪乳時要特別小心,千萬不要為了得到益生菌的好處而攝取太多的糖及熱量。

此外,市面上還有一種稀釋發酵乳的飲料,在我看來是比較不健康的,因為這種飲料是把傳統的黏稠狀發酵乳加入糖水稀釋,這樣一來優酪乳所提供的活菌數、鈣質、蛋白質都相對減少,但是含糖量及熱量也都提高,應加以節制飲用。

其實,優酪乳除了熱量比較高,及含普林量比較高以外,不可否認優酪乳的確有許多優於牛奶的優點:

● 優酪乳含的乳糖較低,適合乳糖不耐症者飲用:優酪乳在發酵過程中,有一大部分的乳糖用來代謝成為乳酸了,因此有很多年紀較大的人有「乳糖不耐症」喝牛奶會拉肚子,但是改喝優酪乳就沒事了。

● 優酪乳含較低的球蛋白,比較不會引起過敏:優酪乳在發酵的過程中,會把牛奶中主要引發過敏的球蛋白分解成比較小的分子,因此,喝優酪

乳比喝牛奶不容易過敏。此外，優酪乳的蛋白質因發酵以後變得較細，比較容易吸收。

● **鈣質的吸收率優於牛乳**：攝取乳酸菌時，腸道因乳酸菌代謝時會產生許多有機酸，使腸道的酸鹼值變低，有利於鈣質的吸收，因此，優酪乳不但含鈣量高，鈣的吸收率也佳。

● **含有牛奶沒有的益生菌**：大家喝優酪乳的主要目的是補充益生菌，讓腸道的菌相變好，使好菌的數量變多進而打擊壞菌，而一旦腸道菌相變好等於腸道的年齡變年輕了，能預防大腸癌、降低膽固醇、增加免疫能力等。

◎ 優酪乳不是人人適合

飲用優酪乳還要特別注意的是，如果本身有尿酸過高或痛風的問題，平時就不宜用優酪乳來補充鈣質，因為，乳酸菌本身含有太多的DNA，這種遺傳物質在身體代謝後會產生很多普林，而普林會在肝臟轉變成尿酸，當尿酸過多無法排出時，會堆積在關節造成疼痛。所以，尿酸過高的人並不適合喝太多優酪乳，其他含乳酸菌或酵母菌的保健食品也應有所控制。如果是痛風的患者要補充鈣質，直接喝牛乳即可，若是想要保健腸道可以試著補充一些含寡醣的蔬果或是保健食品，讓腸道自身的有益菌靠寡醣的補充長多一點。

至於，到底是喝優酪乳好？還是牛奶好？其實答案沒有一定，我們應評估喝優酪乳的目的是什麼？以及自己的健康狀況來選擇適合的產品。如果只是為了要補充鈣質和蛋白質，不需要喝熱量比較高的優酪乳，尤其本身有尿酸過高，就算優酪乳再好，也不能常常飲用。

你買的優酪乳中益生菌是活的嗎？

目前市面上優酪乳的產品實在琳瑯滿目，如何證明自己買的優酪乳所含的益生菌是活的？

只要取用一兩匙購買的優酪乳倒於鮮乳中後放於冰箱，如果第二天鮮奶也結成優酪乳，那表示所購買的產品證明含有活菌。但是就算證明含有活菌，也不見得能保證這種菌株具有保健功效，因此，目前最保險的方式還是購買有信譽的廠商出品的優酪乳，以及有健康食品認證的產品，而且，購買前一定要看清楚出廠日期及保存期限，越新鮮的優酪乳益生菌的活力越好。相對來說，像市面上還有一些可常溫保存的「保久發酵乳」，這種產品因殺菌的過程已把益生菌殺死了，比較不具保健功效，我個人比較不推薦飲用。

◎ 乳酸菌產品與牛奶的營養分析

	凝態優格	黏稠狀優酪乳	稀釋的發酵乳	益生菌保健食品	鮮乳
製程概述	生乳發酵額外加奶粉	生乳發酵	生乳發酵後加礦水稀釋	菌種乾燥	生乳殺菌
所含活菌數	至少每CC需含一千萬個活菌數	至少每CC需含一千萬個活菌數	至少每CC需含一百萬個活菌數	含50X10^6～1X10^9 CFU不等	極少
主要提供的營養	主要提供 1.鈣質 2.蛋白質 3.益生菌	主要提供 1.鈣質 2.蛋白質 3.益生菌	·主要提供 1.熱量 ·少量提供 1.鈣質 2.蛋白質 3.益生菌	主要提供 1.益生菌	主要提供 1.鈣質 2.蛋白質
注意事項	尿酸高者、血糖高者應少食用。	尿酸高者、血糖高者應少飲用。	沒有太多保健功效，血糖高或要減重者應少飲用。	尿酸高者應注意攝取量。	乳糖不耐症應少飲用。

✚ 健康小叮嚀

1. 高尿酸、高血糖、減重的人，都不適合喝優酪乳。一般成人也建議選用低糖、低脂的優酪乳。
2. 自製優酪乳很容易有雜菌的污染，建議選用有信譽的廠商出品的優酪乳。
3. 有乳糖不耐症的人可以用優酪乳代替牛乳。

鮮奶比奶粉或
保久乳健康嗎？

其實鮮奶、保久乳和奶粉的營養成分相似，只是因為字面上的意思會讓人有不同的感受。而因為這三者的製作方式不同，鮮奶的保存期限最短，保久乳可以放6～9個月，而奶粉可以放2～3年。現代人平時的飲食很豐富，所以最好飲用低脂的乳品，以免攝取過多的脂肪。

你吃對營養了嗎？

保久乳有防腐劑嗎？

有天一出門，就被隔壁的婆婆抓住，劈頭抱怨她的媳婦，說她的媳婦都給幼稚園的小孫子帶保久乳去上課，她覺得保久乳裡面一定是放了什麼防腐劑，不然怎麼可以放那麼久？要我勸勸她的媳婦，讓小孩子用水壺裝鮮奶去學校，這樣比較健康！到底喝鮮奶、保久乳或是奶粉，哪一種比較好呢？

這樣吃才營養！

保久乳可以保存很久嗎？

大家一看到「保久」二字，就以為「永久保存」，馬上聯想到放了防腐劑，其實保久乳的保存期限通常約6～9個月；還有「奶粉」也是我常常被問到的一個問題，到底要如何分辨這些奶品營養上的差別？只要檢視三者的製作過程，就可以找到答案！

◎ 鮮奶、保久乳與奶粉的製程

● 鮮奶：酪農把牛奶擠出來後，送去化驗，檢查乳脂肪的含量，若達到標準即進行均質，所謂均質就是打散脂肪球讓牛乳不會分層，隨後就進行殺菌，目前一般鮮乳是以「高溫短時間殺菌法」（H.T.S.T）攝氏72度加溫15秒來滅菌，每一公升可容許五萬個菌數存在，所以，必須存放於攝氏4度以下的冷藏室中，保存時間約一星期。

● 保久乳：一切的製作過程和鮮奶完全相同，只有在最後殺菌及包裝的過程不同。保久乳是採用「超高溫殺菌法」（UHT），以攝氏135度的高溫加熱2～5秒瞬間將微生物消滅殆盡。之後將其裝入已預先殺菌的包裝容器中，全程在無菌環境下完成。因此，保久乳可以在常溫下放置約半年，而不是放入防腐劑。

● 奶粉：收集生乳後經過乳脂肪分離及標準化，再以攝氏63度的溫度加熱30分鐘以上的巴氏法殺菌，然後再濃縮、噴霧乾燥、填充氮氣包裝。由於奶粉的含水量相當低，細菌不容易繁殖，所以，可以儲存2～3年。

◎ 鮮奶、保久乳、奶粉的營養成分相似

有研究發現殺菌時所用的溫度越高，越會破壞牛奶中的「乳球蛋白」，這種乳球蛋白具有增強人體的免疫能力及抗癌的效果。如果光是要從喝牛奶來補充這種乳球蛋白，那應該是奶粉優於鮮奶，而鮮奶又優於保久乳。但是，通常喝牛奶的目的是為了要補充鈣質、蛋白質以及維生素 B_2，而由衛生署所提供的分析發現，其實鮮奶、保久乳、奶粉三種乳品所含的營養成分相似，都能提供我們豐富的蛋白質以及鈣質。但我建議成人都應該飲用低脂奶，避免再從乳品中獲得多餘脂肪及膽固醇。

像我家隔壁婆婆的孫子要去上幼稚園，媽媽幫小寶貝準備保久乳是正確的，因為，把鮮奶放在水壺裡，離開冷藏太久反而會造成細菌的生長。但如果小寶貝沒有超過兩歲，我不建議飲用鮮奶、保久乳或是一般奶粉。

◎ 鮮奶、保久乳與奶粉的營養分析

	鮮奶（100 g）		保久乳（100 g）		奶粉（12.6 g）	
	全脂	低脂	全脂	低脂	全脂	低脂
熱量（kcal）	63	40	65	53	63	53
水分（g）	88	91	87	88	0.34	0.3
粗蛋白（g）	3.1	2.9	2.8	3.2	3.35	4.1
粗脂肪（g）	3.6	1.2	3.5	1.9	3.4	1.5
碳水化合物（g）	4.8	4.3	5.9	6	4.6	5.7
粗纖維（g）	—	—	—	—	—	—
膳食纖維（g）	—	—	—	—	—	—
灰分（g）	0.7	0.7	0.7	0.7	0.7	0.8
膽固醇（mg）	14	9	21	8	11	7
維生素A效力（RE）	41	25	33.6	17.7	124	97
維生素E效力（α−TE）	0.06	0.87	0.05	0.07	0.06	0.02
維生素B1（mg）	0.03	0.03	0.03	0.04	0.04	0.05
維生素B2（mg）	0.18	0.16	0.24	0.29	0.22	0.27
菸鹼酸（mg）	0.1	0.1	—	—	0.2	0.29
維生素B6（mg）	0.02	0.03	0.02	0.03	0.04	0.05
維生素B12（mg）	0.13	0.09	0.15	0.21	0.38	0.45
維生素C（mg）	0	0	2	1.1	4.18	1
鈉（mg）	49	40	44	38	48	44
鉀（mg）	158	139	159	154	150	183
鈣（mg）	107	104	99	112	114	158
鎂（mg）	11	9	9	9	11	15
磷（mg）	89	85	91	99	94	117
鐵（mg）	0.1	0.1	0	0	0	0.05
鋅（mg）	0.5	0.4	0.3	0.3	0.4	0.5
保存期限	約1星期		6～9個月		2～3年	
適用對象	兩歲以上幼童	成人	兩歲以上幼童	成人	兩歲以上幼童	成人

➕ 健康小叮嚀

牛奶加熱盡量不要超過攝氏60度，一旦超過攝氏60度，很多蛋白質會變性，很多維生素也會被破壞掉，隔水加熱法是溫牛奶的最佳方式。

高蛋白的飲食健康嗎？

　　蛋白質分為動物性與植物性兩種。當我們攝取過多動物性蛋白質的時候，除了造成身體代謝上的負擔，還極有可能有高血脂、骨質疏鬆、腎結石等疾病。因此，我們可以善用植物性蛋白質食物，這些食物也含有豐富纖維以及植化素，對健康有很大的幫助。

你吃對營養了嗎？

大口喝酒，大口吃肉健康嗎？

　　我家巷口開了一家燒烤店，生意超好！常看到一群群的年輕人在那裡聚餐，有一天我很好奇想看看為何生意如此好？順便也和家人進去朝聖一下。原來那家燒烤店是吃到飽，你想吃多少肉都無限供應，大家好像很怕吃虧，一盤一盤狂點，每個人一口肉、一口啤酒，外加吸一口燻煙，真是……「好不健康」啊！我在很罪惡的感覺下吃了一餐，我想接下來好幾餐得用大量的蔬果來淨化體內了。

這樣吃才營養！

高蛋白！高風險！

　　雖然我不是素食主義者，但是，我極力鼓勵大家要盡量少吃肉，多吃蔬果。如果這一餐肉多吃了一點，下一餐應該要自我調整飲食的內容來均衡一下。現代人的飲食中，高蛋白的食物實在太多，雞鴨魚肉已不只是年

節時的食物，這些飲食，除了肉類，蛋、牛奶、優酪乳等，都是常常出現的高蛋白食物。就算蛋白質與人體的酵素作用、賀爾蒙活動、肌肉細胞代謝等息息相關，但是，如果我們吃的蛋白質過多，對身體也是一種負擔。

◎ 吃對蛋白質

　　首先我們來看一下，長期大魚大肉的飲食型態會造成什麼樣的影響：

●**容易血脂肪過高**：食物中的膽固醇在動物性的食物中，尤其是動物的內臟、卵、皮、肥肉部分都含有相當多的三酸甘油酯。如果是血脂肪過高的人，要少吃一點內臟、蛋、皮、肥肉，瘦的牛肉、豬肉、魚肉，或是家禽的肉是比較健康的肉類。

●**增加骨質流失**：動物性蛋白的某些胺基酸會增加鈣質從尿液流失的量，而且碳酸飲料中的磷也會造成鈣質的流失。所以，時下年輕人愛吃燒烤，不吃高鈣的綠色蔬菜，又喜歡以汽水來代替牛奶，這種飲食型態長期下去，會提早罹患骨質疏鬆。

●**增加腎臟負擔**：蛋白質在身體代謝，最後會在身體中產生尿素，由腎臟排出，若吃太多的蛋白質，的確會對腎臟造成負擔。尤其是有腎臟病的人，一定要控制蛋白質的攝取量。

●**增加腎結石危險**：若每天吃大量的肉類，會增加鈣從骨頭游離出來排入泌尿系統，而且，大量的肉類含有較高的嘌呤會代謝成尿酸，這些都是造成腎結石的危險因子。

●**增加大腸癌的風險**：很多人不但愛吃燒烤，更愛吃醃製肉品，如香腸、火腿、培根等加工肉品，這些肉品在製作過程中為了保鮮、保色會加硝酸鹽，硝酸鹽有機會在人體中代謝成「亞硝酸胺」這種致癌物質。此外，高油脂飲食與大腸癌也有相當高的關聯性，總之，少吃加工肉類，少吃肥肉，多吃高纖維、高植化素的蔬菜，是預防大腸癌的重要飲食習慣。

其實，要吃到足量的蛋白質，我們不一定要吃很多的「動物性」蛋白食物，可以善用一些「植物性」蛋白質食物，來補足吃太多動物性蛋白食物的缺點，像是豆類以及堅果類都是非常好的蛋白質來源，吃植物性蛋白的食物不但可以獲得蛋白質，更可以獲得纖維以及植化素，都是這些食物的珍寶，而且，像堅果類含的所豐富單元不飽和脂肪酸都是保護心血管疾病的寶藏。

如果不是吃素的人，我建議大家可以把每天要吃的蛋白質食物均分成兩類，第一類是來自於動物性的蛋白質食物，如「瘦」肉類的牛、羊、豬、雞、鴨、魚以及蛋、奶；第二類是來自於植物性蛋白質食物，如豆類及堅果類，像黃豆及其相關的製品都是很好的蛋白質來源，也不要忽略了堅果類的蛋白質。如果是吃素的人，當然全部蛋白質會來自於植物性食品，但要注意豆類要和穀類一起食用，以彌補兩種食物間互相的胺基酸缺陷。

總之，蛋白質不能吃太多、也不能都不吃，一般正常的成人1公斤需要1公克的蛋白質。提供大家一個非常簡單的方法，來粗估一下自己應該要吃多少蛋白質食物？例如50公斤的人就吃「五份」蛋白質食物，60公斤的人就吃「六份」蛋白質食物，以此類推。以一個60公斤的人為例，他一天可以吃「六份」的蛋白質食物，共需60克的蛋白質，如果他早餐吃了一顆蛋（動物性第一份）和一杯牛奶（動物性第二份），就會建議今天再吃一份其他魚或肉類（動物性第三份）就好；另外三份蛋白質最好來自植物，他可以吃滷豆干兩塊（植物性第一份），毛豆半碗（植物性第二份），而最後一份植物性蛋白則留給堅果類一把（植物性第三份）。通常一份蛋白質食物提供7克的蛋白質，這樣六份的蛋白質食物提供了約42克的蛋白質，其他所需的18克蛋白質，由我們所吃的五穀根莖類及蔬果來補足。由以上的例子，我們可以看出我們平常所吃的蛋白質的量真的多於需求，而且，動物性蛋白質又占多數，應該要好好調整一下，別讓一大堆慢性病找上門。

◎ 區分蛋白質食物

分類	種類	略估一份的量	食用時的建議
動物性蛋白質食物	奶類	一杯（240CC）或一盒新鮮屋	成人應喝低脂奶
	蛋類	一個	膽固醇過高的人一週不超過三顆蛋黃
	瘦肉類	30克，約半個手掌大，厚約一公分	肉類最好去除肥肉及皮的部分
	魚肉	30克，約半個手掌大，厚約一公分	太大型的魚不要常常吃，魚眼窩及魚頭及魚皮應少吃。
植物性蛋白質食物	豆漿	一杯（240CC）	黑豆漿更營養
	豆腐	85克，一個手掌大，高約3公分	無特別禁忌
	乾的豆類（如黃豆）	20克，約一湯匙	建議更年期前後婦女常吃黃豆製品
	濕的豆類（如毛豆）	約30克，約半碗	無特別禁忌
	堅果類	30克，手抓起來一把	建議一天要吃一份

✚ 健康小叮嚀

1. 每天吃太多動物性的高蛋白食物容易有高血脂、骨質疏鬆、腎結石等疾病，應控制動物性蛋白質食物的攝取量。

2. 一般人每天可以把蛋白質食物均分為兩類，一類來自於動物性蛋白質，另一類來自於植物性蛋白質。

每種起司含鈣量都很高？

起司種類很多，通常比較硬的起司，鈣質含量比較高。吃起司除了可以獲取鈣質之外，也可以獲得豐富的蛋白質。而且起司在製作過程中，乳糖含量變很低，對乳糖不耐症的人來說更是一大福音。不過也有些人不太適合吃起司，像是高血壓患者或慢性腎病患者、需要服用憂鬱症藥物的人，要注意用藥和吃起司的間隔時間。

你吃對營養了嗎？
起司挑硬的吃好？還是軟的？

現在一般人對起司的接受度越來越高，走進比較高檔的超市，發現還有起司專櫃，擺設的種類之多，令我眼花撩亂，真不知道要從何選起？要硬一點的好？還是軟一點的好？會不會有營養上的不同呢？看來選起司還需要有一點點小學問喔！

這樣吃才營養！
吃起司好處多多

在所有的乳製品中，其實起司算是營養密度很高的產品，如果不排斥起司特殊的風味，小朋友或老年人都可以多吃一點起司來補充營養。至於要如何選擇營養的起司？了解它的製作過程，就可以幫助自己選擇喔！

◎ 起司好吃、好營養！

先不要管市面上有哪幾種起司，各種起司的製程有何不同？讓我們來了解一下，起司大致說來有哪些優點：

● **起司的蛋白質容易消化**：大部分的人都知道起司就是牛奶或羊奶中的蛋白質產物，但是，起司中所提供的蛋白質的質地和牛奶不一樣喔！因為在牛奶中有一些鬆散不穩定的酪蛋白（如 $\alpha-casein$、$\beta-casein$），這些酪蛋白是不溶於水的，要靠一種叫做卡巴酪蛋白（k－casein）的蛋白質把它們包起來，形成穩定而懸浮的顆粒；但是卡巴酪蛋白的雙硫鍵較多，我們人體比較無法消化吸收，所以，要消化牛奶的蛋白質要先消化卡巴酪蛋白。而在製作起司時，會加入一種凝集酵素，這種酵素會先分解卡巴酪蛋白，留下比較好消化吸收的 α－酪蛋白、β－酪蛋白，所以，起司不但蛋白質含量豐富，還是很容易被吸收的蛋白質，還滿適合老人或小孩食用。

● **起司的鈣質含量豐富**：為什麼起司會結塊？主要是凝集作用把奶中的鈣質做成了架橋，而且把酪蛋白集合起來形成結塊，各種起司會因為製作的方式不同，而導致硬度及含鈣量不同：有些起司是用凝集酵素製作的，這種司起硬度比較硬如瑞士起司（Swiss cheese）、切達起司（Cheddar cheese）、磚形起司塊（ brick cheese），這種起司含鈣量比較高，如100公克的切達起司含721毫克的鈣。另一種比較軟的起司，是用乳酸作為凝集劑，如卡特基乳酪（cottage cheese）、瑞可達起司（ricotta cheese）等，這種起司含鈣量比較低，如100公克的卡特基乳酪含鈣量大約只有60毫克左右，這種鈣質的含量其實比同重量的牛奶或羊奶甚至比黑芝麻的含量還要低。所以，如果你吃起司的目的是為了要補充比牛奶高的鈣質，那最好選硬一點的起司。

● **起司不會引起乳糖不耐症**：有些人一喝牛奶就會拉肚子、肚子痛，這是因為我們人體無法消化牛奶中的乳糖所引起的。然而在起司的製作過程

中，大部分的乳糖都和乳清一起流出，只有非常少部分的乳糖留在起司中。鮮奶中的乳糖有4.6％，而起司中的乳糖只有0.64％。因此，想要補充鈣質，但是又怕喝牛奶會拉肚子的人可以用起司來代替牛奶。

◎ 食用起司要注意！

　　雖然起司有很多優點，那起司又有什麼缺點嗎？食用時又有什麼事要特別注意的呢？

●**有些人吃起司會偏頭痛**：一般人吃起司都沒有問題，但是有一些人對於起司中存在的乾酪素（tyramine）非常敏感，一般人肝臟中都有可以代謝乾酪素的酵素（monoamine oxidase），但是，有些人天生這種酵素活性不足，或是剛好吃到抑制這種酵素活性的藥物，如果這時又吃了起司，血液中的乾酪素就會引起偏頭痛。因此，偏頭痛的人應該注意一下，是否因為吃起司引起偏頭痛，那就應該避免吃起司，尤其更要避免比較硬的起司，其他如醃製的、發酵的食物也應該少吃。

●**高血壓患者、慢性腎病患者應少吃**：有些起司吃起來實在很鹹，若是高血壓病患應少吃這種含鹽量很高的起司。此外，起司是高蛋白食物，若是慢性腎病的患者必須限制蛋白質的攝取量，此時，也不能吃太多的起司，以免加重腎臟的負擔。

●**抗憂鬱症藥物不能與起司同時吃**：有一些抗憂鬱症的藥物會抑制肝臟中可以代謝乾酪素的酵素（monoamine oxidase）活性，如果吃抗憂鬱症的藥物同時又吃起司，會讓血液中乾酪素增加而引起血壓升高，所以，吃抗憂鬱症的藥時至少要隔三個小時再吃起司比較安全。

　　吃起司除了要補充蛋白質或鈣質外，有時不同的烹飪目的會選用不同的起司。如果是要用來做西式糕點，多用的是比較軟質沒有經熟成的起司像奶油起司（Cream Cheese）、馬斯卡邦起司（Mascarpone cheese）、瑞可達起司等，如果要用來做為焗烤用的起司，則多用質地較硬的如高達

起司（Gouda cheese）、切達起司 、艾登起司（Edam cheese）及水牛起司（mozzarella cheese）等。初步了解了關於起司的知識以後，下次進超市才不會又是陣眼花撩亂，不知從何選起了。

◎ 常見起司的比較

種類	熱量 Kcal/100g	脂肪 g/100g	蛋白質 g/100g	鈣質 mg/100g	常見用途
帕馬森起司（parmesan cheese）	431	28.6	38.5	1109	直接灑在沙拉、或烤好的pizza上
瑞士起司（Swiss cheese）	380	27.8	26.9	791	夾麵包、焗烤
艾登起司（edam cheese）	357	27.8	25	731	起司餅乾、焗烤、夾麵包及餅乾
切達起司（cheddar cheese）	403	33.1	24.9	721	焗烤、糕點
高達起司（gouda cheese）	356	27.4	24.9	700	配美酒、夾三明治
片狀美國起司（American cheese）	180	7	24.6	684	夾三明治、放在蛋餅中
磚形乳酪塊（brick cheese）	371	29.7	23.2	674	夾三明治、開胃菜
藍紋乳酪（blue cheese）	353	28.7	21.4	528	義大利麵醬、沙拉醬
水牛起司（mozzarella cheese）	300	22.4	22.2	505	直接吃、做pizza焗烤會拉絲
瑞可達起司（ricotta cheese）	174	13	11.3	207	夾餅乾、番茄沙拉、起司蛋糕
奶油起司（cream cheese）	342	34.2	2.9	98	做沙拉醬、貝果塗醬、起司蛋糕
卡特基乳酪（低脂）（cottage cheese,2% fat）	86	2.5	11.8	91	夾餅乾、番茄沙拉、起司蛋糕

➕ 健康小叮嚀

想要補充鈣質，但又怕喝牛奶會拉肚子的人，可以用起司代替牛奶；而硬度越高的起司，含鈣量越高。

1-4
蔬菜水果類食物

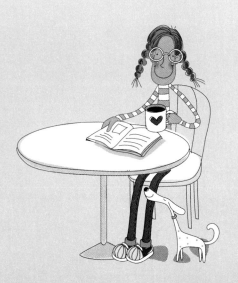

多吃蔬果就會得到足夠的纖維嗎？

當我們習慣把果菜汁中的果渣過濾掉的時候，其實也流失了蔬果中很棒的營養素——纖維和植化素。纖維可以維持腸道健康、預防癌症發生、預防心血管疾病及膽結石，還可以幫助我們控制血糖。富含纖維的食物，比較不容易被消化，所以也比較有飽足感、不容易餓，可以幫助想要控制體重的人抑制食慾。

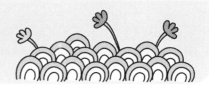

你吃對營養了嗎？
無渣果汁比較健康？

有一天隔壁的婆婆跟我媽媽炫燿她製作「精緻」蔬果汁的技術，方法就是水果一定去皮、去籽，蔬菜一定去梗留葉，放入果汁機打完後，還細心的用紗布過濾，每天奉上一杯充滿愛心的「精緻無渣蔬果汁」給他丈夫。我聽了真是哭笑不得，那婆婆的愛真偉大，我學不來，也不想學，也請媽媽不要效法，因為那位婆婆可是把蔬果最好的部分都丟掉囉！

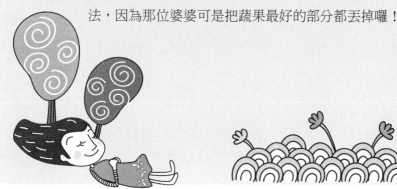

濾渣也濾掉了健康

　　不止那位婆婆，很多人吃蔬果的方法及觀念其實是不對的，就像有人很愛吃柳丁，但是，只是把汁吸一吸；更多人認為蔬果吃不夠，去超市買一罐蔬果汁喝喝就好了。像這種錯誤的吃法，獲得的多是蔬果的糖分及些許的維生素及礦物質，而蔬果的「纖維」以及「植化素」大多攝取不到，但是「纖維」及「植化素」對我們身體的保健功效絕不能忽視！

◎ 攝取纖維的優點

　　纖維這種物質，之前營養學家並不把它歸類成營養素，也不重視它。後來才發現吃無渣的人，反而容易得大腸癌、大腸憩室炎，血糖容易比較高等等，原來在植物性食物中，我們無法消化的成分其實是寶物，也就是所謂的膳食纖維（dietary fiber）。近來有許多以人工合成或生物科技方式萃取的不消化性多醣或寡醣，我們稱之為功能性纖維（functional fiber），通常是外加於食物中來為健康加分。不管是哪種纖維，我們建議大家每天攝食的總纖維量須達20～35公克，就能讓排便順暢及預防大腸癌發生的風險。

　　現在就讓我們來看一下「膳食纖維」及「功能性纖維」的功能：

●**維持腸道健康**：大家都知道如果便秘的時候要多吃一些膳食纖維促進腸道蠕動，減少糞便在腸道停留的時間，而有一些水溶性的膳食纖維還能增加糞便含水量，軟化糞便使其容易排出。如果長期便秘，排便時腸道壓力變大，很容易讓大腸肌肉外凸形成憩室，若有食物卡在憩室中發炎了，便會變成憩室炎。因此，要多吃一些纖維，以減少腸道壓力，而有些膳食纖維能部分被腸道有益菌分解做為有益菌的食物，增加腸道中有益菌的數量，維持腸道健康。

●**預防癌症發生**：目前已經有許多研究證實，如果飲食為低脂高纖維的型態，能有效降低大腸直腸癌的發生。可能是因為纖維素能減少致癌物在腸道停留的時間，能負起清掃腸道的工作。也有研究發現，低脂高纖維的飲食型態也能降低乳癌的發生。總之，飲食不要太精緻化有助於防癌。

●**預防心血管疾病及膽結石**：腸道中如果有足量的纖維，能減少膽固醇被吸收，尤其是水溶性的纖維如燕麥纖維及洋車前子的纖維，降低血中膽固醇的效果相當顯著；如果血中膽固醇下降，就能降低心血管疾病的發生。統計顯示，每增加10克的膳食纖維攝取，可以減少30％的心血管疾病發生率。此外，減少膽固醇被吸收也能降低膽結石的風險。

●**控制血糖的水平**：膳食纖維也是控制血糖的好幫手，如果是血糖過高的人，或是第二型糖尿病的患者，更不要忘記多攝取膳食纖維。美國糖尿病學會建議糖尿病患者，每攝取1000大卡的熱量就應該攝取14克的膳食纖維。

●**維持體重**：食物若含豐富的纖維，在消化道內就不容易被消化，所以會延長留在胃部的時間；此外，也有些纖維遇到水會膨脹，使胃部具有飽足感，能降低食慾，對體重控制很有幫助。

　　以上是纖維整體上的好處，然而，其實不同的膳食纖維或功能性纖維提供的保健功效也不見得完全一樣，讓我們藉由以下的營養解析一探究竟。

◎ 膳食纖維及功能性纖維營養分析

	種類	來源	有效成分	保健功效
植物性膳食纖維	水不溶性纖維（Insoluble fiber）：植物中無法溶於水，且不容易被大腸中的細菌分解的纖維。	小麥麩、米糠、玉米穀皮、全穀類、核果類、豆類、黃豆、亞麻、竹筍、蔬菜硬質的部分等。	纖維素、半纖維素、木質素	能維持健康的消化道機能、預防便秘及憩室症，降低大腸直腸癌的發生率。
	水可溶性纖維（soluble fiber）：植物中溶於水或遇到水會膨脹，且會被會被大腸中的細菌分解的纖維。	燕麥（含豐富聚葡萄糖）、大麥、裸麥、洋車前子種籽、豆類、蘋果肉、柑橘果肉、木耳、愛玉、海藻、寒天等。	果膠、洋菜膠、阿拉伯膠、關華豆膠	・增加糞便含水量、預防便秘 ・能降低血中膽固醇濃度 ・降低心血管疾病發生率 ・降低膽結石發生率 ・控制血糖波動
功能性纖維	益菌生纖維（prebiotics）：人體無法分解多醣或寡醣，但是腸道益生菌的優良食物。	洋蔥、大蒜、韭菜、牛蒡、菊苣根（chicory root）等。這一類功能性纖維常被用於保健食品。	菊糖、果寡醣、半乳糖寡醣、聚糊精	幫助益菌生長，維持腸道健康，能促進鈣質吸收。
	幾丁質（chitin）：構造與植物纖維素非常類似，不溶於水，而且無法被人體吸收利用。	蝦蟹等甲殼類動物或昆蟲的外骨骼	N-乙醯葡萄糖胺以共價鍵結合成直線	保健功效以幾丁聚醣為主
	幾丁聚醣（chitosan）：是幾丁質的分解產物，又稱甲殼素，水溶性高，但是不被人體消化吸收。	工業上利用蝦蟹等甲殼類動物或昆蟲的外骨骼以劇烈的酸鹼加熱，將乙醯基水解去除，也將大分子分解成各種大小的分子。	幾丁聚醣、幾丁寡醣、葡萄糖胺	與油脂結合，減少油脂及膽固醇吸收，並抑制癌症細胞、增強免疫能力，改善消化系統。

✚ 健康小叮嚀

1. 如果有額外攝取膳食纖維或功能性纖維一定要喝大量的水，否則太多的纖維在腸道中反而會造成便秘的現象。

2. 若要增加纖維的攝取，纖維量應漸漸增加，突然給予大量纖維腸道會有脹氣或不適的現象。

3. 纖維的補充不可與礦物質如鐵劑的補充一起，因纖維會降低礦物質的吸收。

吃素比較健康？

　　吃全素可能會有一些問題，例如：反式脂肪酸攝取過量和胺基酸不均衡，也可能缺乏n−3必需脂肪酸、維生素B12、鈣質、維生素D、鐵及鋅。吃素的人更要注意食物來源，最好取自天然的食材，攝取過多的加工素食食品，反而扭曲了吃素的美意。無論是素食或葷食，只要攝取足夠的營養，並適合自己的需要，就能達到健康飲食的目標。

你吃對營養了嗎？

吃素＝天然＝健康？

　　我周圍有越來越多朋友吃素，不管是因為宗教、健康或是環保的因素，似乎漸漸有一股風潮吹起，雖然我自己不是素食者，但是，我還滿喜歡吃素食的，有時候也會跑去素食餐廳享受一下。但話說回來，有些素食餐廳的菜實在讓我不敢恭維，用了太多加工的食材，如素肉、素雞、素鴨、素火腿、素魚丸等，這些東西在我看來不但有些「矯情」，也不是很健康，那麼到底要吃怎樣的「素」，才能達到天然又健康的效果呢？

這樣吃才營養！

多蔬食、多健康！

　　其實吃素很不錯的，但是很多素食的朋友其實吃得很不健康，因為，素食有很多飲食的陷阱，如果沒有注意去控制這些問題，長期下來健康容易出問題；但是，如果知道素食的飲食如何搭配，吃素也可以吃得非常健

康。既然要「素食」，我寧可選擇蔬食的火鍋，有一堆蔬菜、根莖類、菇類，再配上十穀飯、堅果豆漿的甜點及一些水果，反而能吃到真正的蔬菜營養，口味也會比較清爽。

◎ 吃素的真相

接著讓我們來檢視一下，吃全素可能會出現什麼飲食上的問題：

● **吃進太多反式脂肪酸**：我認識有些吃素的朋友，他們的血中膽固醇還滿高的，很納悶的是魚肉都已經不吃了，怎麼膽固醇還會高？除了體質本身有影響外，這些朋友吃了不少加工的素料，或是吃了不好的糕餅類，其實很多素料都是油炸的，如豆皮、麵筋、烤麩等，因為吃素的人不能吃豬油或牛油，很多商家就會用「植物性奶油」來炸這些素料，雖然「植物性奶油」不但成本不高，油脂的穩定性又很好，但是這種「植物性奶油」就是由植物油氫化而來的，在氫化過程中會產生所謂的「反式脂肪酸」，這種脂肪酸對心血管會有很不好的影響。偏偏很多素料都是散賣的，我們無法在包裝上看到含多少「反式脂肪酸」，包含很多素火腿、素肉等，為了一些口感上的提升，也會放一些「植物性奶油」。所以若要吃素，應多吃天然的食材而少吃一些加工食品。

對素食者而言，反式脂肪酸還可能隱藏在一些糕餅及零食中，尤其是一些酥皮類的麵包，如：可頌、芋頭酥等，因為這些多層次的酥皮用「植物性奶油」做起來的口感最好，而且製作過程中最不黏手，所以，有油酥餅皮的糕餅及麵包最好不要常常吃。

● **胺基酸不均衡**：一般動物性蛋白質所含的必需胺基酸比較完整，而植物性食物則會缺乏某種胺基酸。吃素的人最好每一餐都有穀類及豆類，以「互補」的方式來獲得完整的胺基酸。如果長期胺基酸不均衡，會影響到生長、代謝、免疫等功能。

像穀類的米飯、麵食類、麵包類都缺乏離氨酸和異白氨酸，我們就可以與豆類如黃豆或花生、芝麻等食物搭配一起吃，以補充穀類不足之處。

而豆類如黃豆、豆漿等缺乏色氨酸、甲硫氨酸，可與米、小麥、芝麻、花生等搭配吃。總之，我們的習慣是以穀類為主食，所以用豆類或豆製品做為配菜不是一件難的事情，只要稍稍留心即可。

● **必需脂肪酸缺乏**：所謂的「必需脂肪酸」就是人體無法自行合成的一種脂肪酸，要靠食物中獲得。我們的人體需要兩種「必需脂肪酸」──亞麻油酸（ω-6）及 α-次亞麻油酸（ω-3），這兩種脂肪酸都會在體內代謝成重要的細胞結構成分，也和我們免疫能力、凝血機轉、視力等密切相關。通常我們可以從植物油中獲得這兩種必需脂肪酸，其中 α-次亞麻油酸（ω-3）會在體內代謝成我們熟知的EPA（二十碳五烯酸，eicosapentaenoic）和DHA（二十二碳六烯酸，docosahexaenoic acid）；有研究發現，如果提高ω-3脂肪酸的攝取如EPA，可以預防心血管疾病、降低體內發炎反應；另一種ω-3脂肪酸如DHA對腦部及視力都有很大的幫助。

因此，通常會建議非素食者能每週至少吃兩次富含油脂的魚類如鮭魚、沙丁魚、鯖魚、鯡魚等。但是吃素的人無法吃魚，建議多吃一些富含ω-3脂肪酸的亞麻籽、胡桃或是有些富含豐富DHA的藻類。

● **缺乏維生素B₁₂**：維生素B₁₂在造血功能以及神經系統上扮演重要的角色，如果長期缺乏維生素B₁₂，人體會有「惡性貧血」以及神經病變，如感覺有刺痛、麻痺，甚至有的人是腦部方面的神經障礙，如無法專注、記憶力喪失甚至有失智的現象。

而我們飲食中，維生素B₁₂只來自於動物性食品，吃蛋奶素的人則不用太擔心，但若是吃全素的人就要特別注意了！全植物性的食物無法提供維生素B₁₂，我們肝臟中儲存的維生素B₁₂可能幾年後會耗盡。前陣子就有一個新聞報導：一位23歲的男子因吃素半年，體重狂掉11公斤，腸胃道嚴重出血休克。這可能和維生素B₁₂缺乏有關。因此，吃全素的人一定要額外補充維生素B₁₂，像是綜合維他命或是吃維生素B₁₂特別添加的食品。

● **鈣質及維生素D缺乏**：吃素的人鈣質的缺乏比較不是問題，因為像豆

腐、小豆乾、芝麻、莧菜、芥藍等都是很好的鈣質來源，比較要擔心的反而是維生素D的缺乏，因為鈣質要被身體吸收一定要維生素D的幫忙。一般而言，很多含油脂量高的魚類如沙丁魚及鮭魚都富含維生素D，蛋黃、奶油、肝臟也含有維生素D，但是這些食品素食者都不能吃。還好，我們身體所需要的維生素D大部分可藉由日曬來合成，所以，素食者應選擇白天到陽光下曬一下，大約在溫和的陽光下曬15分鐘，但記得不要使用防曬係數超過8的防曬油，才不會讓效果大打折扣。

●**鐵質的缺乏**：我們平常所吃的紅肉裡面含的鐵質，是人體吸收率最好的食物來源，然而一般植物性食物來源所含的鐵質，身體的利用率都不佳。所以，吃素的人要選擇一些含鐵量較高的蔬果如莧菜、紅莧菜、紅鳳菜、葡萄乾、紫菜等，而且吃這些蔬果後可以喝一杯柳橙汁，因為鐵質在酸性的環境下比較容易被吸收。

●**鋅的缺乏**：鋅在身體裡參與的代謝作用太多了，骨頭的發展、免疫反應、抗氧化作用、男性性功能，甚至眼睛的功能都與鋅有關，可見如果缺乏鋅影響很大。我們一般的飲食中，瘦肉是鋅非常好的來源，然而素食者，食物中有很多的纖維、草酸、植酸都會影響鋅的吸收；因此，建議吃素的人要多吃一些堅果類如杏仁、腰果、核桃等，都含有豐富的鋅。

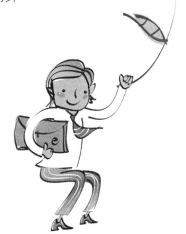

◎ 全素者須注意的營養問題及解決方式

須注意的營養問題	身體會出現的症狀	解決方式
吃進太多反式脂肪酸	增加血中膽固醇、增加心血管疾病的風險	多吃新鮮食材、少吃加工素料
胺基酸不均衡	影響生長、代謝、免疫等功能	每一餐穀類與豆類要一起吃
缺乏n-3必需脂肪酸	·皮膚呈鱗片狀且發癢 ·身體容易發炎	多吃亞麻籽、胡桃或是藻類
缺乏維生素B12	·惡性貧血 ·神經感覺異常	額外補充含維生素B12之營養品
缺乏鈣質	影響發育，造成骨質疏鬆	可多吃豆腐、豆干，芥藍、莧菜、九層塔等含鈣量很高的蔬菜
缺乏維生素D	·降低鈣的吸收 ·影響發育 ·骨質疏鬆	每天在溫和的陽光下曬約15分鐘
缺乏鐵質	貧血	多吃莧菜、紅莧菜、紅鳳菜、葡萄乾、紫菜等，飯後可以喝一杯柳橙汁
缺乏鋅	·免疫能力下降 ·影響男性生殖能力	多吃一些堅果類如杏仁、腰果、核桃等

➕ 健康小叮嚀

1. 吃素的人應減少吃一些加工的素料，多以新鮮的食材為主。

2. 吃素的飲食要特別注意搭配，才不會越吃素越不健康。

蔬果連皮帶籽吃比較健康嗎？

　　國人的飲食習慣，是把水果去皮去籽，或是把蔬菜去梗留嫩葉。其實大家都把對身體很有幫助的纖維素、植化素丟掉了！蔬果去皮是因為我們擔心殘留的農藥會危害身體健康，但是只要用正確洗滌蔬果的方法，蔬果的外皮一樣可以食用。如果無法分辨蔬果的品質，也可以觀察貼在蔬果上的有機認證標籤，讓我們吃得更安心。

❓ 你吃對營養了嗎？
吃水果要削皮嗎？

　　吃水果要不要削皮？這個問題我常常被問到，每當我回答最好不要削皮時，常常會遭到質疑的眼光。然後就會聽到：「會不會被農藥毒死？」其實，這真是一個兩難的問題，因為，我非常清楚水果有太多優秀的植化素（phytochemicals）都是存在果皮上，如果水果去皮可能就去掉一半以上的寶藏囉！

💡 這樣吃才營養！
削皮也削去了營養

　　為什麼說這些植化素是寶藏呢？目前，研究證實不同的植化素具有不同的生理功能，大致可分為：良好的抗氧化劑、激發體內解毒酵素的活性、增強免疫系統、調節荷爾蒙、具有抗細菌及病毒的功效，這也是為什

麼最近提倡大家要吃「全蔬果」的原因，如果，大家一味的怕農藥就把所有水果皮削掉，其實有點本末倒置。其實只要我們用心的處理蔬果存放及清洗的問題，就可以避免掉大部分農藥了。

◎ 認清有機認證標章

蔬果業者為了讓蔬果的賣相好看，通常在菜蔬果的栽種過程中噴灑農藥，一般農藥噴灑過後一星期，藥性過了即可採收，所以不要買搶收的蔬果，以免農藥尚未分解完。另外，還有所謂的無毒農藥，噴灑完兩天後，即可採收。日前國內也有績優生物科技公司，積極的開發「生物製劑」代替傳統的「化學農藥」，讓消費者能更安心地購買蔬果。

目前標榜有機的蔬果產品琳琅滿目，消費者常常不知道自己花了大筆的錢所購買的產品是否真正「有機」？還好我們的政府於民國九十八年起，授權「財團法人國際美育自然生態基金會」（MOA）、「財團法人慈心有機農業發展基金會」（TOAF）、「臺灣省有機農業生產協會」（TOPA）、「臺灣寶島有機農業發展協會」（FOA）、「中華有機農產協會」、「財團法人中央畜產會」、「暐凱國際檢驗科技股份有限公司」、「國立成功大學」等八個單位為認證機構，若檢驗通過，這個產品將會有「CAS」標章。要特別注意，也不要看到「CAS」就以為是有機喔！因為，有的是「CAS台灣優良農產品」標誌，這種產品並沒有特別強調「有機」；所以，以後購買國產有機蔬果時，一定要張大眼睛看一下，有沒有「CAS台灣有機農產品」這標章，而且要一字不漏喔！這樣才可以保障自己的權益。

至於國外進口的一些有機農產品，並不需要貼上CAS標章，但是必須要送農委會審核，而農委會則會發給業者一個「同意文件字號」，消費者在購買進口的有機產品時要去認明產品上的這

個「同意文件字號」，如果不放心可以打電話到農委會農糧署詢問，這產品是否有經過國內的申請通過。

◎ 清洗蔬果的注意事項

由於不是每一個人都有經濟能力買較昂貴的有機蔬菜水果，但是，若是在清洗時稍加注意一下，還是能夠遠離農藥的汙染。以下有幾個方法可以提供大家參考：

● **要食用以前再洗**：當我們從市場買回蔬果後，千萬不要很勤勞地把所有蔬果先洗好後再保存，因為「先洗後保存」的動作，無論是將蔬果放置於室溫或是冰箱，都會加速蔬果的腐敗，因此，大家不用太勤勞，每次只要洗等一下要吃的部分即可。

● **存放久一點再食用**：若購買的不是有機農產品，可以先放置幾天再食用，因為農藥在空氣中會隨著時間裂解成對身體無害的物質，但是必須注意所買的蔬果種類，像根莖類蔬果較能久放，葉菜類較不能久放，因此，大家也不需為了讓農藥分解，放到蔬果腐爛而得不償失。

● **以流動的水清洗最好**：一般我們買來的蔬果，可先用水沖掉汙泥、菜蟲、蟲卵等。接下來就是仔細地清洗工作：若是帶皮的蔬果，可以用軟毛刷子在流動的水下輕輕刷洗；若是像高麗菜、大白菜等包葉菜類蔬菜，就先把外圍的葉片丟棄，內葉部分再一片一片在流動的清水下清洗；若是小葉菜類的蔬菜，可去除葉柄基部；若是蔬果表面有凹槽或是受傷的部分，更需要切除或是於流動的水下小心清洗。此外，有些人喜歡用鹽或清潔劑清洗蔬菜，其實效果都不大，若清洗不乾淨反而殘留清潔劑於蔬果上。因此，最好的清洗蔬果方式就是以流動的水逐片沖洗，雖然會浪費一些水，但是這種方式是最安全有效的。

● **輕刷去皮最安心**：若是經過以上的清洗方式，大家還覺得不安心的話，一些可以去皮的蔬果，大家可以把皮去掉，就不需擔心農藥的殘留問題了。但是，蔬果含有許多對抗疾病的寶藏——「植化素」都存在於果

皮，像蘋果、葡萄等水果，真正一些對人體健康的物質是在果皮，將果皮丟棄了就非常可惜，因此還是建議好好清洗蔬果，把一些可食用的果皮一起吃下去，又安全又健康。

●**加熱烹煮除農藥**：國人對蔬菜的烹調方式都會經過「炒」、「燙」、「煮」加熱，這又是一個消除農藥的方法，農藥經過加熱後多會被分解，並隨著水蒸氣蒸發而消失，所以，當我們在烹煮蔬菜時不要加蓋子，這樣可以讓一些殘留的農藥蒸發。

●**臭氧殺菌及分解**：目前也有許多電器行或有機飲食店可以買到臭氧機，可以將蔬果清洗後放於臭氧機中，並將水淹沒材料，以臭氧機打臭氧約半個鐘頭，即可殺菌及破壞殘留的農藥。但也不能用了臭氧機，就忽略清洗的步驟。

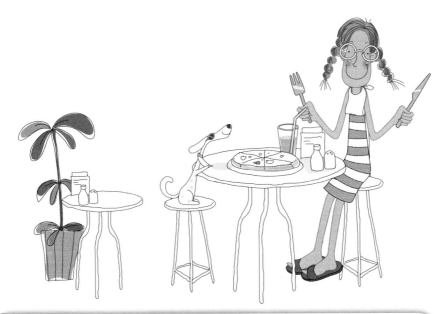

➕**健康小叮嚀**

1. 蔬果最好是連皮一起吃，這樣才能獲得大部分珍貴的「植化素」。

2. 除了選擇有機的蔬果可以遠離農藥外，正確的存放、清洗、烹煮方式都能去除絕大部分的農藥。

生機飲食
是健康飲食？

　　生機飲食在台灣沸沸揚揚，推廣吃不灑農藥、化學肥料或是污染過的食物，並鼓勵生食以保留食物自然養分。但事實上不是每一種食物都可以生吃，也不是人人都能生吃。例如：懷孕婦女、成長期孩童、慢性腎病、免疫力不佳的人最好不要輕易嘗試。有時生食也暗藏許多危險，例如：吃進食物的毒素、寄生蟲卵，嚴重時還可能危及性命，千萬不能大意。

你吃對營養了嗎？

生機飲食治百病？

　　現代人大魚大肉吃慣了，突然有一股比較具有新鮮感的「飲食風」吹入時，可能會讓大家為之瘋狂。就像有一陣子「生機飲食」的風潮非常流行，連每頓飯不能沒有肉的外甥，也開始每天喝一杯精力湯；甚至有人覺得「生機飲食」可以排毒、治百病，因此捨棄正規的醫療，實在令人擔心。

這樣吃才營養！

完全生食，充滿生機？

　　首先，我們應該先了解「生機飲食」的精神，才能正確地應用在日常生活中，所謂的生機飲食是指不吃經由農藥、化學肥料、化學添加物及防

腐劑處理或污染的食品，而且要多吃未經烹煮的食物，更嚴格的生機飲食則是全素食，我們稱為「完全生機飲食」。

在「生機飲食」的概念裡，認為許多在蔬果中的酵素或營養素，一旦加熱就會失去原來的活性或功效。但我卻不贊成這種「完全生機飲食」，因為又要素食又要生食，其中有太多的矛盾點，畢竟，很多食物其實是不能生食的！以素食者常吃的豆類為例，豆類是不能生食的，如果堅持任何食材都生食，不但會飲食不均衡，更有可能會吃進許多原來存在於植物中的毒素。

而「部分生機飲食」雖然也是吃素，則不強調一定要「生食」，這種飲食方式比較符合人性，也比較有營養概念，所以採用生機飲食千萬不要看到「生」這個字，就堅持什麼都要生吃，尤其台灣的飲食習慣以熱食為主，「完全生機飲食」是很難真正被實行的，並且有一些嚴重的隱憂。

◎「生機飲食」不是全能飲食

● 有一些蔬菜、食材不能生食：並不是所有的蔬果生吃才能得到最大的好處，以下這些植物性食材如果生吃不但得不到好處，有時對身體會有嚴重的傷害：

1. 豆類：所有豆類都含有血球凝集素，這種毒素經加熱會被破壞，若吃到大量未煮熟的豆類，會有噁心、嘔吐、腹瀉等中毒症狀。豆類也含有皂素，在未煮熟時會引起腸胃黏膜充血、發炎。因此豆類絕對不能生食。

2. 菇類：菇類的種類相當多，令人眼花撩亂，有的菇類甚至本身就有劇毒，來路不明的菇類千萬不要嘗試，更不要隨便亂吃「生」的菇類，因為有些蘑菇及草菇生長期間會產生致癌化學物質，而這些化學物質必須要高於攝氏70度的高溫下，至少煮三分鐘以上。為了保護自己，任何菇類不要生食，一定要煮熟，才不會有中毒的危險。

3. 竹筍：新鮮的竹筍含有氰化葡萄糖苷，如果沒有煮熟食用，在體內會轉化成劇毒的氰化物，在數分鐘內會引起呼吸困難、噁心、嘔吐、頭痛，

甚至死亡的情形。竹筍千萬也不可生吃。

4. 木耳：新鮮木耳含有一種光感物質，這種物質在人體食用後，隨血液循環到人體表皮細胞後，一旦照到陽光，會引發植物日光性皮膚炎；然而木耳若曬乾後，這種光感物質就會失去活性；所以，不要吃新鮮木耳，更不能生吃。

5. 樹薯：在國內其實很少人直接吃樹薯，但是，我們勾芡用的太白粉就是用樹薯做為原料，新鮮的樹薯塊根含有微量的劇毒氰酸，如果直接生吃樹薯根會中毒，嚴重則呼吸困難死亡。雖然，太白粉經過磨粉的加工製程，氰酸的含量已經非常微量，但加太白粉的菜餚還是要煮熟。

6. 馬鈴薯：新鮮的馬鈴薯含有微量的茄鹼，而正在發芽或是腐爛的馬鈴薯則含有大量的茄鹼，這種茄鹼就算加熱也不會被破壞，茄鹼會造成神經傳遞的障礙，會有胃腸出血、噁心、嘔吐的症狀。因此，只要是看到發芽或發霉的馬鈴薯，直接丟棄。馬鈴薯也不可以生吃。

7. 金針：新鮮的金針含有秋水仙素，中毒症狀會出現腹瀉、嘔吐、腹痛的現象，新鮮的金針一定要煮熟才能破壞秋水仙素。而曬乾的金針因已經過加工處理，秋水仙素已破壞沒有毒性，但也要煮熟再吃。

8. 水果籽及果核：有些水果的種籽或果核含有氰化葡萄糖苷，如蘋果、梨子、李子、杏、桃等的種籽都含有這種有毒物質，大人若不小心吃到一點還好，要給小朋友吃這些水果時，要小心去籽。

9. 五穀根莖類：大部分的五穀根莖類都不適合生吃，如馬鈴薯、番薯、芋頭、玉米等，這些食材的澱粉粒需要烹煮以後才比較容易消化，基本上這些食材國人都會烹煮以後才食用。

10. 含大量草酸的蔬菜：有些蔬菜含大量的草酸，如菠菜、地瓜葉、苦瓜、芹菜、小白菜、青蔥，其實這些菜正常人生吃都沒問題，但如果比較容易結石的人，我建議這些菜要先切段後，再川燙，就能去掉很多的草酸，減少結石的危險。

11. 苜蓿芽：大家看到苜蓿芽出現在不能生吃的清單中，可能會傻眼！很

多人幾乎每天吃，其實美國聯邦食品暨藥物管理局（FDA）及疾病管制防治中心（CDC）已警告民眾，不要生吃苜蓿芽，因為很多芽菜的種籽非常容易受到沙門氏菌的感染，一顆種籽原來只有十隻細菌，在芽菜快速成長的過程中，這些細菌的生長速度更是驚人，可能三五天就能達上億隻細菌，洗都洗不掉。唯一的方式就是「煮熟」！

還有苜蓿芽含有一種天然的毒素：刀豆氨酸硫酸塩（L-Canavanine sulfate），會活化免疫系統，可能造成自體免疫的疾病，會使免疫系統太好而去攻擊自體細胞，目前研究已發現苜蓿芽可能使紅斑性狼瘡病患的病情惡化，造成白血球與血小板數目減少，易遭受感染，因此醫師都會告知病人盡量避免食用苜蓿芽。因此，建議苜蓿芽最好還是熟食，而且本身有自體免疫疾病的人，最好少吃苜蓿芽。

●**寄生蟲卵入侵**：大部分生機飲食的人都要強調「有機」，農作物栽種時不可以使用農藥，其實常有寄生蟲或其蟲卵藏於植株，若我們未清洗乾淨即予生食，輕則發燒、噁心、嘔吐，重則影響神經系統，甚至引致腸胃穿孔。

●**會缺乏油溶性維生素**：蔬果中存在的油溶性維生素如A、D、E、K或油溶性植化素如茄紅素、葉黃素等，這些植物營養素比較適合在一些油脂的菜餚中，因為油脂能幫助這些油溶性的營養素吸收，所以，有時會建議如胡蘿蔔（含β－胡蘿蔔素）、番茄（含茄紅素）、菠菜（含葉黃素）等，應經過烹煮並加一些橄欖油，增加其吸收率。

●**某些慢性病患者不適合生機飲食**：

1. **腎衰竭病人**：對於慢性腎臟衰竭或因腎功能衰竭需要洗腎的病人，要非常小心水分及和鉀的攝取，因為過多的水分及鉀會滯留在體內並影響透析治療的效果，嚴重會造成心律不整危及生命。剛好很多蔬菜含有高量鉀離子，若打成果汁又增加了水分，有腎衰竭的病人不能任意享受果汁，最好蔬菜都能切細以水川燙後，倒掉水分流掉鉀離子再食用。

2. **孕婦、生長期的孩子**：「完全生機飲食」絕對不適合孕婦及生長期的孩

子，因為有太多的食物是不能生食，孕婦及成長期孩童還是需要正常均衡的飲食。

3. 免疫力不好的人：許多癌症病患、免疫力不佳的人更不能接受「完全生機飲食」，若是採用「部分生機飲食」除了蔬果之外，再均衡搭配穀類、豆類、堅果類、菇類、藻類，這樣對病情才有幫助。

總之，「生機飲食」絕不是全能的飲食，千萬不要追逐潮流，一味的生食，反而葬送健康。

◎ 不能生食的植物性食材

分類	例子	原因
豆類	黃豆、扁豆、四季豆等	含有血球凝集素
菇類	蘑菇、草菇等	生長期間會產生致癌化學物質
五穀根莖類	馬鈴薯、番薯、芋頭、玉米、樹薯等	・澱粉粒需要烹煮以後才比較容易消化 ・生樹薯含氰酸
芽菜類	苜蓿芽等	容易受沙門氏桿菌感染
筍類	竹筍等	新鮮的竹筍含有氰化葡萄糖苷
木耳	白木耳、黑木耳等	新鮮木耳含有一種光感物質
金針	新鮮金針花	含有秋水仙素
水果的種籽及果核	如蘋果、梨子、李子、杏、桃等的種籽	含有氰化葡萄糖苷

➕健康小叮嚀

1. 生機飲食不一定要一味的追求生食，有一些食材絕對不能生食，有一些食材則是煮過會更健康。

2. 採用生機飲食要評估自己的身體狀況，懷孕婦女、成長期孩童、慢性腎病、免疫力不佳的人，最好不能輕易嘗試。

喝蔬果汁
＝吃蔬果嗎？

　　市售的蔬果汁，都會在外包裝標示原汁含有率，扣除原汁的部分，其餘是糖水、香料和色素。原汁含有率小於10％的飲料，已經不能算是果汁的範圍。一般製作果汁的過程中，為了顧及口感，都會把果渣過濾掉，也因此濾掉了有益身體健康的植化素和纖維素，加上含有大量的糖水，其實對身體是沒有幫助的。

你吃對營養了嗎？

蔬果汁有蔬果營養嗎？

　　最近天氣越來越熱，蔬果汁的廣告也越打越兇，什麼「一日蔬果X」、「5X9」、「蔬果X王」……，其實這代表著大家對蔬果的健康意識抬頭，也安慰著一些外食族的心靈，覺得自己沒機會吃到足量的蔬果，喝一瓶蔬果汁就可以滿足一天的需求量，但是真的是這樣嗎？到底哪一種蔬果汁比較好？又該如何來選擇呢？

蔬果汁的原汁含量足夠嗎？

一走進便利超商，蔬果汁的產品一堆，先吸引大家的通常是包裝精美、大瓶，或是廣告打得最兇的產品，但是很少人會去注意每一瓶蔬果汁的「原汁含有率」，大家應該花時間去看一下，有的蔬果汁原汁含量只有5％，意思就是其他95％其實是糖水。原汁如果占10％以下，基本上不能稱為蔬果汁。所以，大家下次要買蔬果汁時請留心看一下「原汁含有率」是多少？不要花錢只是買一些糖水、色素及香料而已。

◎ 如何選擇蔬果汁？

● 100％一定比較好嗎？

目前市面販售標示100％果汁，多是「濃縮還原」蔬果汁，意思就是用濃縮的果汁加水還原成原來的濃度，比較起來當然是比10％或30％這種低濃度的蔬果汁好很多，但是很多人會誤認為100％的蔬果汁是天然的，和我們現榨的一樣，那就錯囉！這種果汁一定經過殺菌的過程，而且為了口感也需要濾渣，所以，100％的蔬果汁在營養素以及纖維含量上還是和自製的蔬果汁有差。

如果有標示「鮮榨」，一定要符合衛生署的定義「把新鮮成熟果實直接榨取、未經稀釋發酵的純果汁」，且未經殺菌或只有輕度殺菌處理，並在7℃以下低溫販售者。所以100％果汁絕對不等於鮮榨果汁，這一點大家要搞清楚喔！

● 有果粒的比較好嗎？

有果粒的果汁，如果它的原汁含有率很低，還是不夠好，因為若是原汁含有量低，就算有果粒還是喝一大堆糖水，含果粒只是心理上的作用。

● 蔬果579就能滿足一天需求嗎？

如果大家自己打過果汁一定就知道，廠商所標榜的一瓶可以滿足一日需求真的是太誇張了，因為，你隨便拿500公克的蔬果去打汁，絕對不可能少於500C.C.的體積，所以，廠商標榜500公克的蔬果取汁，一定是要去除蔬果的渣，但是，偏偏大多數蔬果的寶藏如「纖維素」或是「植化素」都存在蔬果的皮、籽或果渣中。真正能保護身體遠離疾病的很多成分是來自於植化素，所以，這一瓶小小的果汁雖然是從500公克的蔬果取得，但是和真正的吃500公克的蔬果差很多。所以，不要以為自己有喝果汁，其他蔬果都不用吃了。

●喝蔬果汁比較不會胖嗎？

市售蔬果汁其實熱量並不低喔！以100%的果汁來看，平均100C.C.約40～50大卡，若一瓶500C.C.的蔬果汁就有200～300大卡，其實和珍珠奶茶的熱量不相上下，最糟就是喝「原汁含有率」低的蔬果汁，喝進去的糖水都是熱量的來源，而且還沒有營養。

◎ 自製蔬果汁注意事項

市售的果汁其實存在許多陷阱，多吃蔬果才是真正的健康概念，如果要喝蔬果汁最好還是自己製作，以下是我們要製作蔬果汁的時候一些要注意的事項：

1. **選用當季蔬果**：因為當季蔬果無論是營養素或是植化素的含量都是最高的，所以，打果汁用當季蔬果來打。

2. **盡量用「全」蔬果來打汁**：打果汁時千萬不要把水果的皮都去掉，也不要把蔬果菜渣都濾掉，在打果汁以前盡量把蔬果都洗乾淨，若是可以吃的皮盡量保留，才能得到蔬果的植化素。我自己處理蔬菜時，會先把蔬菜在滾燙的水中燙約10秒鐘，以殺去可能附著的蟲卵。還要注意有些蔬菜是不能生吃的。

3. **預防蔬果汁太寒性**：有的人會怕蔬果汁太寒性，盡量選擇不同顏色的蔬果一起打，就會有五行平衡的作用。或是，放一些煮熟的根莖類、五穀

類或是堅果類一起打，就不用擔心常喝蔬果汁會太寒的問題。

4. 多喝不加糖的原汁：自製蔬果汁最好不要放糖，如果有人實在覺得沒有甜味喝不下去，我建議可以放一些「寡醣」，因為寡醣不但可以提供甜味，也可以幫助腸道內好菌的成長。

5. 打完盡快喝完：自製的蔬果汁沒有經過殺菌的過程，最好是要喝之前再製作，因為，蔬果的營養素很容易氧化，而且，放久了會繁殖細菌，因此，蔬果汁打完要盡快喝完。

　　綜觀以上各點，每日多吃蔬果才是王道，若要喝蔬果汁最好是自己打，如果真的不方便自製果汁，在購買時也要看清楚「原汁含有率」，千萬不要以為自己喝得很健康，其實喝了一肚子的糖水。

◎ 市售果汁比一比

名稱	原汁含有率／規定	分析
不能稱為蔬果汁	原汁含有率10%以下	這種是最不健康的果汁，百分之90%以上是糖水及香料，所以，不能稱為果汁
清淡蔬果汁	原汁含有率10%～30%	要選擇這類果汁時，就選擇原汁含有率較高的產品
稀釋蔬果汁	原汁含有率30%以上	
天然果汁	原汁含有率50%以上	
濃縮還原	原汁含有率：100%，這種產品大部分是向國外廠商購買「濃縮加工果汁」加水、還原到與原汁一樣濃度的果汁	不能自製蔬果汁時，濃縮還原果汁算是比較好的選擇，但是，營養素、纖維素或植化素都不如鮮榨果汁及自製的果汁
「鮮榨」果汁	「把新鮮成熟果實直接榨取、未經稀釋發酵的純果汁」，且未經殺菌或只有輕度殺菌處理，並在7℃以下低溫販售者	「鮮榨」果汁僅次於自製果汁，但是，鮮榨蔬果汁多半也是濾渣，營養素、纖維素或植化素都不如自製的果汁

✚ 健康小叮嚀

1. 購買市售果汁時一定要注意原汁含有率，原汁含量越高的越好。

2. 自製果汁時要把蔬果徹底洗淨，不要去皮及果渣，要飲用「全」果汁較為健康。自製果汁不可久放，應打完後盡快飲用。

植化素
就是維生素嗎？

　　蔬菜水果中除了有豐富的維生素、礦物質、纖維素之外，還具有豐富的植化素，而植化素一直是受忽略的飲食元素，一直到近年來才發現它們才是蔬果中真正可以預防疾病、調整免疫力、抗老化、防癌的珍寶。身為現代人不得不認識這群奇妙的飲食元素——「植化素」。

你吃對營養了嗎？

植化素的功效很神奇？

　　自從我上一本書《營養學博士教你吃對植化素》出版以後，常常受邀演講關於「植化素」的議題，我每次在演講之前都會先調查一下有誰聽過「植化素」三個字，結果每場都不超過一成的人聽過這名詞；而在這一成聽過的人當中，卻有一半覺得「植化素」就是一種「維生素」，而且大部分的聽眾覺得自己這輩子沒吃過「植化素」，因為一般人說到蔬菜或水果就是會想到「維生素」、「礦物質」或「纖維素」，從來不知道蔬果中還有植化素，而「植化素」是這一陣子突然跑出來的物質嗎？難道植化素那麼神奇嗎？我們需要認識植化素嗎？

植化素防禦疾病的秘密

其實植化素並不是這一陣子才冒出來的物質，它存在地球已數億年，只是近年來才被科學家發現植化素是蔬果中真正預防疾病的物質。目前，研究證實不同的植化素具有不同的生理功能，大致可分為下列幾項：

1. 良好的抗氧化劑
2. 激發體內解毒酵素的活性
3. 增強免疫系統
4. 調節荷爾蒙
5. 具有抗細菌及病毒的功效

◎ 掌握色彩，迎向健康

要如何從蔬果中得到所有的好處呢？其實，上天給予蔬果不同的顏色，就是要引導我們能做正確的選擇，雖然，存在於蔬果中的植化素上千種，但是，生理功能類似的植化素，亦會以類似的顏色呈現，我們日常生活中常見的蔬果大致可分為5種顏色：綠色、橘黃色、白色、紅色、藍紫色，如果每天平均攝取這5種顏色的蔬果，大致就能獲得不同生理功能的植化素，基本上，每天若能掌握色彩來選擇蔬果，就是迎向健康的基礎。

●蔬果5－7－9原則：現在大家已經知道每天要選擇5種不同顏色的蔬果了，那每種的分量應多少？建議大家，每日應攝食不同顏色的蔬果各一份，至於一份的量是多少？若是未烹飪生的蔬菜，一份相當於一個拳頭大；若是煮過的蔬菜，一份則相當於半個拳頭大。其實，一天要攝取5份蔬果的量並沒有想像中困難。當然，並不是所有的人所需的蔬果分量都一樣，就像每個人的拳頭大小都不一樣，每天5份5種不同顏色的蔬果，是維持健康的基本要求，若要讓身體更有活力遠離疾病，成年女性

可以每日攝食7份蔬果為目標，成年男性則以每日攝食9份蔬果為目標。

●**全蔬果飲食觀念**：色彩豐富的蔬果，是上天賜予我們最天然、最珍貴的禮物，大家應善用，日常飲食中好好把握顏色的搭配，相信大家會過得有趣又健康。而「植化素」是維生素嗎？當然不是囉！所以，不要以為不吃蔬果時，補充「綜合維生素」丸就好了，因為，綜合維生素丸並沒有包括植化素，光吃維生素丸是得不到植化素的好處；所以，要獲得植化素還是要吃蔬果，尤其是植化素多存在蔬果的皮、根、籽的部位，因此，要獲得植化素時，除了蔬果的量要夠、顏色要夠，也不要忘記盡量吃「全」蔬果，把蔬果洗乾淨盡量連皮一起吃下去喔！

植化素的演化

話說地球剛有植物出現時只有「綠色」的，慢慢的，地球開始變得氣候嚴峻、火山爆發，接著昆蟲、爬蟲類、哺乳動物陸續出現在地球，這些都對植物是一種威脅，因此植物不得不慢慢演化出物質來保護自己，經過這數億年的演化，這些物質讓植物的顏色漸漸豐富，不再只是綠色，而且讓世界變得五彩繽紛，這些物質我們稱為「植化素」或是「植物化學物質」。

這些數以千計的植化素不只讓每種植物有特殊的顏色，更是植物用來保護自己的特別物質，例如某些植化素讓植物具有特殊的顏色及味道，可以吸引蝴蝶及蜜蜂來傳播花粉，以繁殖後代；另一些植化素具有特殊的氣味，可以驅趕傷害植物的動物或昆蟲；還有一些植化素相當於植物的免疫系統，可以幫助植物抵抗細菌、病毒或真菌等。更有一些植化素，擔任抗氧化劑的角色，會把太陽光照射在植物上所產生的自由基清除，讓植物展現旺盛的生命力。植化素讓植物本身健康、有活力，更棒的是，植化素作用在人體上，一樣會讓我們健康、有活力！

◎ 五色蔬果的植化素

顏色	提供之營養素（nutrients）及植化素（phytochemicals）	蔬果的來源
綠色蔬果功效：保護眼睛、預防癌症、強壯骨骼等。	葉黃素（Lutein）玉蜀黍黃質素（Zeaxanthin）	大頭菜、菠菜、萵苣、花椰菜、青豆仁、奇異果、哈密瓜、蘆筍
	吲哚類（Indoles）	花椰菜、甘藍菜、高麗菜、大頭菜、水甕菜
	維生素K（Vitamin K）	甘藍菜、大頭菜、芽甘藍、菠菜、大頭菜、水甕菜、萵苣、芥菜、高麗菜
	鉀離子（Potassium）	綠葉蔬菜、花椰菜
黃色及橘色蔬果功效：皮膚有彈性、保護視力、增強免疫力、預防癌症等。	β葫蘿蔔素（β-carotene）維生素A	葫蘿蔔、番薯、南瓜、木瓜、芒果、桃子
	生物類黃酮素（Bioflavonoids）維生素C	柑橘、葡萄柚、檸檬、桃子、木瓜、梨子、鳳梨、甜椒
	鉀離子（Potassium）	香蕉、柑橘、葡萄柚、檸檬、鳳梨
紅色蔬果功效：保護心臟、抗老化、預防癌症等。	維生素C（Vitamin C）	蔓越莓、粉紅色葡萄柚、覆盆子、草莓、西瓜、紅色高麗菜、紅色青椒、蕃茄
	花青素（Anthocyanins）	覆盆子、櫻桃、草莓、蔓越莓、蘋果、紅色高麗菜、紅洋蔥、紅豆、皇帝豆
藍色及紫色蔬果功效：增進記憶力、保護泌尿系統、預防癌症等。	花青素（Anthocyanins）維生素C（Vitamin C）	藍莓、紫色葡萄、葡萄乾
	酚類（Phenolics）	茄子、棗子、葡萄乾、李子
白色蔬果功效：維持正常血壓、降低膽固醇、抗發炎、維持血壓正常、預防癌症。	青蔥素（Allium）蒜素（Allicin）	大蒜、洋蔥、韭菜

✚ **健康小叮嚀**

用餐時幫自己準備一個飲食調色盤，就是拿一個小碟子，把各色蔬果盡量夾滿盤子，先把那盤子的蔬果都吃完以後，再開始吃飯、魚、肉、湯等，這樣可以增加蔬果攝取量。

1-5
油脂類食物

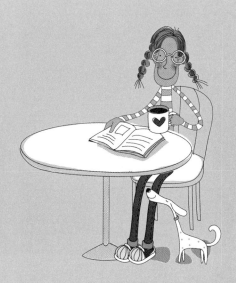

煎、煮、炒、炸全用一種油品安全嗎？

我們都習慣等鍋裡的油熱了、冒煙了、才將食物下鍋烹煮，但若是沒有使用對的油品，很容易將過氧化物質吃入體內。國人的烹調習慣，不論煎、煮、炒、炸常是一瓶油包辦，這樣對身體是很不健康的，因為每種油的脂肪酸比例和發煙點有所不同，若是將油加熱到高於發煙點的溫度，烹煮中產生的過氧化物質，極有可能危害身體健康。

你吃對營養了嗎？

「油」不得的困擾

有一次我陪姊姊去超市逛一逛，剛好油品在特賣，她看到琳瑯滿目的商品，不禁說：「天呀！油的種類那麼多！就算再便宜我也不知道要怎麼買？」我想這是大部分家庭主婦的心聲吧！而且，大部分家庭都是一瓶油用到底，無論煎、煮、炒、炸，甚至涼拌都用同一種油，如果想要挑選不同的油品，一時間還真難區別它們的差異性呢！

一瓶油到底，暗藏危機

這種用油習慣其實很不安全，暗藏飲食危機，長期的用油不當會對身體帶來很大的傷害。

大家應花一點點心思去了解一下每天吃下肚子各種食用油的「脂肪酸比例」及「發煙點」，就可以比較有能力去判斷哪一種油品比較適合？

◎ 認識油品，正確選擇用油

學習認識油品，可以先從以下兩點來了解它們的差異性：

● **食用油的「脂肪酸比例」**：動物性油脂如奶油、牛油、豬油等，含有較高的「飽和脂肪酸」，會使油脂較容易凝固，放在冰箱中就是固體的形式，而且，動物性油脂含有較高的膽固醇，攝食太多的動物性油脂，比較容易增加體內的膽固醇，也容易讓心血管「塞」起來，就如水管被堵住了一樣，血管會慢慢硬化。

而大部分植物油所含的「多元不飽和脂肪酸」的比例較高，如紅花籽油、葵花油、玉米油、大豆油等，由於飽和度較低，無論在室溫或冰箱中都是「清澈如水」，而且只要是植物油都不含膽固醇，這種油脂「理論上」比較不會「堵」住血管，但是，如果把這種飽和度低的油用來高溫烹調——如煎、炸，這些油會產生不穩定的過氧化物，不再「清澈如水」，而過氧化物反而會在你的血管中搞破壞，也是心血管疾病的原因之一。

在油脂中除了「飽和脂肪酸」及「多元不飽和脂肪酸」外，還有一種比較優質的脂肪酸——「單元不飽和脂肪酸」，這種脂肪酸比「多元不飽和脂肪酸」穩定，在烹飪時不容易產生過氧化物，又比「飽和脂肪酸」來得「清淡」些，具有降低膽固醇的功能，比較不容易「塞」住血管，像苦茶、橄欖油、芥花油 。所以，我們建議飲食中「單元不飽和脂肪

酸」：「多元不飽和脂肪酸」：「飽和脂肪酸」的最佳比例為2:1:1。

●**食用油的「發煙點」：**大家應該都有把油倒到鍋子裡等著它冒煙的經驗，真不知道是哪來的烹調習慣，要等油變得很熱、甚至冒煙才開始炒菜、煎魚。其實，這是很不健康的烹調方式，當油脂加熱開始冒煙時，那一刻的溫度就稱為「發煙點」，當油脂到達發煙點就開始裂變，產生許多過氧化物質，想想看若此時把食物放到這種已經在變壞的油脂中烹飪，再把那些氧化的油脂吃到肚子裡，任由這些過氧化物在身體中流竄，實在令人堪慮。

其實，很多慢性病都是因為飲食或烹調方式不當所造成的。同一種油品會隨著精緻化的程度其「發煙點」會改變，一般植物油剛榨出來時「發煙點」較低，越純化、越精緻，「發煙點」越高，目前市面上賣的油品大概百分之九十是精緻純化過的油，並不會特別標示「精緻」或「未精緻」。目前尚未有哪一種天然油品能符合「單元不飽和脂肪酸」：「多元不飽和脂肪酸」：「飽和脂肪酸」比例為2:1:1，而且發煙點又高的特色。

因此，我建議大家廚房裡不應只準備一瓶油從頭到尾用到底，要看不同的烹調方式來使用不同的油品！一般的食物要煎熟的溫度約140℃，炒或小量油炸的溫度約140℃到180℃，大量油炸的溫度約180℃到200℃。所以，必須選擇「發煙點」高於烹飪溫度的食用油。

◎ 不同烹調方式的用油

一般家裡的廚房中，建議至少準備三種油：

●**第一種油品：**用來低溫烹調用的油品，如涼拌、水炒。我們可用含較多「單元不飽和脂肪酸」的食用油（如芥花油或Extra virgin橄欖油或苦茶油）。我建議炒蔬菜都用水炒，先用水將蔬菜炒軟，最後在拌入上述油品和調味料。

●**第二種油品**：用來煎、炒食物的油品，如煎魚、煎蛋、炒肉等。
我們可以用含「多元不飽和脂肪酸」的食用油（如芝麻油、玉米油、大
豆油、葵花油、葡萄籽油、紅花籽油等）。市面上賣的這些油脂大多精
製過了，發煙點已提高，但是，千萬不要等到冒煙再放入食物烹調，否
則「多元不飽和脂肪酸」會裂變產生不好的過氧化物。我建議要烹飪魚
的時候，可以多用「蒸」的或是利用烤箱中低溫「慢烤」；而肉類可以
多用「滷」的或是「燉」的方式來烹飪；如此，可以減少很多油脂的攝
取量。

●**第三種油品**：用來高溫油炸的油品，如炸雞排、炸薯條等。這種油品我
們需要選用飽和度高，而且發煙點也要高的油脂，如棕櫚油、椰子油，
若大家不嫌苦茶油特殊的氣味，苦茶油也適合用來油炸。其實以發煙點
的觀念來看，豬油及奶油並不是很適合用來高溫油炸，因為，它們的發
煙點比高溫油炸的溫度還低。基本上，我不贊成任何食物用高溫來油
炸，任何油遇到高溫都容易裂變，其實，其他烹調方式更能呈現食物的
原味並維持健康。

➕**健康小叮嚀**

廚房不要一瓶油用到底，要依據烹調食物的溫度選用。千萬不要等油脂在鍋中冒煙，再放
入食物烹煮。

◎ 食用油的脂肪酸比例、發煙點及膽固醇含量

	名稱	膽固醇（毫克/茶匙）	飽和脂肪酸（%）	多元不飽和脂肪酸（%）	單元不飽和脂肪酸（%）	發煙點	
高「單元不飽和脂肪酸」	芝麻油	0	14	43	43	未精緻	177
						精緻	232
	花生油	0	18	33	49	未精緻	160
						精緻	232
	芥花油 Canola oil	0	6	33	49	未精緻	107
						半精緻	240
						精緻	242
	橄欖油	0	14	9	77	Extra virgin	160
						virgin	216
						Pomace	238
						Extra light	242
	苦茶油	0	10	7	83	—	252
高「多元不飽和脂肪酸」	玉米油 Corn oil	0	13	61	25	未精緻	160
						精緻	232
	大豆油 Soybean Oil	0	15	61	24	未精緻	160
						半精緻	177
						精緻	232
	葵花油 Sunflower oil	0	11	69	20	未精緻	107
						精緻	232
	葡萄籽油 Grape seed oil	0	10	75	15	—	216
	紅花籽油 Safflower oil	0	10	77	13	未精緻	107
						半精緻	160
						精緻	232
高「飽和脂肪酸」	棕櫚油 Palm oil	0	45	13	37	—	230
	椰子油 Coconut oil	0	92	2	6	—	232
	豬油 Lard	12	42	13	47	—	182
	奶油 Butter	33	66	4	30	—	177
高脂肪酸「反式」	人造奶油 Margarine	0	17	34	49	—	160
	植物酥油 shortening	0	28	28	44	—	182

※「反式脂肪酸」較高的油品，對健康有為害，不建議食用。

橄欖油是萬用好油？

　　人人都知道橄欖油是好油，吃得到美味又很健康。但是國人一油多用的飲食習慣，並不是正確的用油方式，反而讓好油變成壞油。標示extra virgin、virgin的橄欖油，適合用來涼拌或沾麵包，但是不耐高溫；標榜可以高溫烹調的橄欖油，會標示pure或只寫橄欖油。而標pomace或refined的橄欖油，是用煉油技術把初榨還含有4%的殘油從果渣中提煉出來的，裡頭常殘留有機溶劑，不建議使用。

你吃對營養了嗎？

橄欖油可以萬用無慮？

　　過年時有人送母親禮盒，是高檔的橄欖油禮盒喔！母親很高興，知道橄欖油是很不錯的油，可以為家人的健康加分；過沒幾天，母親拿起橄欖油準備開始大展身手，想來一道香煎鱈魚招待大家，我在一旁看到「extra virgin」的標示，趕緊阻止，別說母親不懂英文「extra virgin」的意思，其實，就連英文一把罩的外甥女看了也對橄欖油上標有「extra virgin」的意思完全沒有感覺，更不明白我為何急著阻止母親用它來煎煮……

這樣吃才營養！

看懂標示才能無害！

　　如果你在到油品上標示「extra virgin」或「virgin」表示這瓶油較沒有經過人工精煉的過程，多為第一道或第二道榨取的橄欖油，整個製造過程都

要在較低的溫度，這種橄欖油的營養最好，但是，這種油不耐高溫千萬不要把它拿來炒菜、煎魚、油炸等，這種油只適合用來涼拌或沾麵包。

◎ 認識橄欖油的特性

選購橄欖油時，若瓶子上的標示寫著「pure」，或是什麼都沒有標示，就是比較次一級的橄欖油，這種橄欖油用的橄欖原料略遜一籌，而且經過一連串精煉的過程，雖然「發煙點」增加不少，但是，營養價值也相對減少很多。大部分市面上標榜可以高溫烹調的橄欖油，就是這種「純」（pure）橄欖油。

另一種標示「pomace或refined」的橄欖油，是一種果渣油，是用煉油技術把初榨還含有4%的殘油從果渣中提煉出來，所以，需要用更多的有機溶劑來提煉。我並不建議大家用這種次等的油品。所以，當大家在選橄欖油時，應多花一點時間看一下英文標示，因為中文翻譯常常會誤導消費者，一不小心買到「extra virgin」的橄欖油拿去油炸食物，不但得不到橄欖油的好處，還會吃下去一堆有氧化的裂變油脂呢！

既然大家吃橄欖油是為了要得到橄欖油的好處，那我建議你最好選擇有標「extra virgin」的橄欖油，用來做為涼拌或沾麵包用，其他烹調方式我們可以選擇其他種油品。

由於橄欖油所含的「單元不飽和脂肪酸」（MUFA）的比例約77%，能防止體內的膽固醇堆積，尤其「extra virgin」橄欖油含更多豐富的類黃酮物質及多酚化合物等抗氧化成分，對身體心血管系統的保護有相當貢獻。

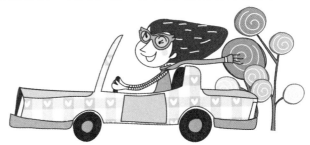

◎ 橄欖油營養比一比

種類	製程	發煙點	顏色	酸度	建議烹飪方式
Extra Virgin Olive Oil	摘取下的橄欖24小時內洗淨、烘乾，在攝氏30度以下用物理方式進行壓榨。	160℃	偏綠色。當放於冰箱內，會有渾濁凝固的現象，回溫後又清澈透明。	<1%	涼拌、沾麵包
Virgin Olive Oil	此類橄欖油從第二批冷榨的橄欖中提煉出來。品質沒有Extra Virgin Olive Oil好。	160℃	偏綠色	<2%	涼拌、沾麵包
Pure Olive Oil	這種橄欖油用的橄欖原料略遜一籌，而且經過一連串精煉的過程後，會混入固定比例的exta virgin olive oil調和。這是目前國內在市面上看到最普遍的橄欖油。	210℃ ～ 240℃	淡金黃色	<1.5%	可以用於水炒，一般炒、煎的烹調方式。但還是不建議用於油炸。
Pomace Olive Oil、Orujo de Oliva、Sansa di Olive	利用以壓榨過的橄欖殘渣加上果核，利用煉油技術把殘油粹取出來，有有機溶劑殘留的危險。	238℃	偏綠或偏金黃的產品都有	<1%	不建議食用

➕ 健康小叮嚀

1. 選購橄欖油時要看清楚英文標示，不是所有橄欖油都可以用來高溫烹調的。

2. 為了得到橄欖油最大的好處，建議選用「extra virgin」橄欖油，但是只能低溫使用如涼拌、沾麵包。

吃堅果會胖嗎？

堅果類是眾多營養的集合，提供了豐富的礦物質，幫助身體的許多代謝、免疫功能、骨骼的成長；雖然富含油脂，所含的單元不飽和脂肪酸，對心血管非常好，反而不會讓你發胖！而某些堅果含特有的植化素，在體內代謝成植物性雌激素，可以舒緩停經症候群、幫助降低膽固醇，但腎功能不好的人要注意攝取的量。

你吃對營養了嗎？
堅果是致胖的食物？

堅果對我而言有致命的吸引力，只要一桶堅果類放在我面前，自己就好比是一隻松鼠，真的會不由自主想去吃它。直到大學時期學食物分類的時候，得知堅果類是被歸在油脂類，再加上那時對堅果類的研究並沒有很多，頓時，我只是覺得應該戒掉這種讓我會肥胖的食物，真的有好一陣子堅果類是我的拒絕往來戶。

這樣吃才營養！
吃堅果不會致胖！

後來，越來越多研究顯示，堅果類其實不是飲食中的黑五類，堅果類算是健康飲食中的閃亮之星，就算堅果類含有豐富的油脂，也算是非常健康的油脂。大量的科學證據顯示，如果長吃堅果類，每週五次，每次能吃30克，可以有效的降低心血管疾病的發病率，最重要的是，還有研究指出吃堅果其實不會胖；這些研究報告讓我對堅果類的鍾愛有了一個非常棒的藉口，吃堅果不再有罪惡感。

◎ 還原堅果的營養真相

接著讓我們深入了解一下堅果的真面貌，或許會和我一樣愛上堅果。

●**堅果類的脂肪**：堅果大部分含的脂肪都是單元不飽和脂肪酸以及多元不飽和脂肪酸，這些脂肪酸都是對心血管非常有益的脂肪酸，杏仁是含單元不飽和脂肪酸最多的堅果類，30克的杏仁就有10克的單元不飽和脂肪酸，腰果所含的單元不飽和脂肪酸也非常高。如亞麻仁籽富含a-次亞麻仁酸（a-linolenic acid）可以在身體中代謝成EPA，如果有人吃素不吃魚油，可以用亞麻仁籽替代。

●**堅果的蛋白質**：堅果類也是很好的蛋白質來源，一般人可以從堅果類得到蛋白質，但是，要注意！若是有腎臟功能不佳的病人，需要降低蛋白質的攝取，必須限制堅果類。

●**堅果類的維生素E**：葵花籽所提供的維生素E可以說在堅果類中遙遙領先，少少的30克的葵花籽可以供應我們人體維生素E需要量的約90％，杏仁果則提供約40％。

●**堅果類的礦物質**：堅果提供了豐富的礦物質，如30克的芝麻提供了人所需要的銅70％，30克的芝麻也提供了約430mg的鈣，約40％每日成人的需要量；而南瓜籽所提供的鎂和錳也相當豐富。這些礦物質參與了身體的許多代謝、免疫功能、骨骼的成長等。

●**堅果類的植化素**：堅果類含有許多植化素如鞣花酸、類黃酮類、異黃酮類等等，每種植化素都有其特殊的功效，如亞麻仁籽含有豐富的木酚素，在我們體內會代謝成植物性雌激素，可以舒緩停經症候群。如芝麻也含有相當高的植物固醇，可以幫助降低膽固醇。

總之，堅果類是一個營養寶庫，如果，你對堅果類沒有過敏，腎臟功能沒有衰竭，每天用手抓一小把約30公克的堅果類，熱量約150～200大卡，絕對會對健康加分。而且，如果在中低卡路里飲食中，每天吃30克的堅果類，反而可以幫助減重。

◎ 各種堅果類營養素比一比

每30克	熱量 (kcal)	飽和脂肪 (g)	單元不飽和脂肪 (g)	多元不飽和脂肪 (g)	蛋白質 (g)	膳食纖維 (g)	維生素 E (IU)	維生素 B2 (mg)	維生素 B6 (mg)	銅 (mg)	鎂 (mg)	錳 (mg)	特別重要的營養素
杏仁果 almond	179	1.2	10.1	3.8	6.6	3.5	11.6	0.26	0.035	0.35	85.8	0.78	單元不飽和脂肪酸
腰果 cashew	172	2.8	8.2	2.3	4.6	0.9	0.25	0.06	0.08	0.67	78	0.24	—
亞麻仁籽 flaxseed	147	1.0	2.0	6.7	5.9	8.4	2.2	0.05	0.28	0.31	108	1.0	n-3脂肪酸、木酚素
花生 peanut	169	2.0	7.3	4.7	7.7	2.5	4.1	0.04	0.11	0.34	50.3	0.58	對—香豆酸
南瓜籽 pumpkin seeds	162	2.6	4.3	6.3	7.4	1.2	0.4	0.1	0.07	0.42	161	0.9	鎂
芝麻 sesame seeds	171	2.1	5.6	6.5	5.3	3.5	1.0	0.66	0.23	1.2	105	0.73	銅、鈣、植物固醇
葵花籽 sunflower seeds	170	1.6	2.8	9.8	6.8	3.1	22.4	0.07	0.23	0.52	106	0.6	維生素E、硒
胡桃 walnut	196	1.8	2.7	14	4.6	2.0	1.32	0.05	0.16	0.48	47.4	1.0	n-3脂肪酸

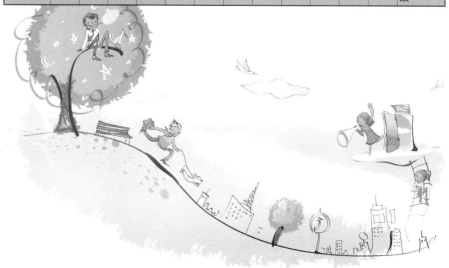

◎ 各種堅果類保健功能比一比

種類	保健功能
杏仁果 almonds	1.降低LDL膽固醇（不好的膽固醇），保護心血管 2.緩和血糖上升 3.在低熱量飲食時，能幫助減重 4.預防膽結石
腰果 cashews	1.預防心血管疾病 2.增加體內抗氧化酵素SOD活性 3.強健骨骼、放鬆心情
亞麻仁籽 flaxseeds	1.降低膽固醇、預防心血管疾病 2.抗發炎 3.舒緩停經症候群、預防乳癌 4.降低骨質疏鬆症
花生 peanuts	1.烤過的花生含有很高的抗氧化劑如對－香豆酸（p-coumaric acid） 2.保護心血管 3.預防大腸癌
南瓜籽 pumpkin seeds	1.促進男人攝護腺健康 2.緩和關節炎症狀 3.降低膽固醇
芝麻 Sesame seeds	1..降低膽固醇 2.緩和類風濕關節炎症狀
葵花籽 Sunflower seeds	1.降低膽固醇 2.抗發炎 3.富含有機硒，可以解毒防癌
胡桃 walnuts	1.降低膽固醇、預防心血管疾病 2.促進骨骼健康 3.在低熱量飲食時，能幫助減重 4.預防膽結石

✚ 健康小叮嚀

如果沒有對堅果過敏、或是腎衰竭的病人，建議每天吃30克的堅果類並將堅果加入健康飲食的食譜中；在中低卡路里的飲食中，堅果還可以幫助減重。

魚肝油是魚油嗎？

　　魚肝油是從魚的肝提煉出來的油，魚油則是從深海魚的魚肉脂肪所粹取，兩者既來源不同，營養成分也有大大的差異。魚肝油富含油溶性維生素A、維生素D，而魚油含EPA及DHA，千萬不要把這兩者混為一談。市售的魚肝油或是魚油這些保健食品，並不是非吃不可，因為我們從日常飲食中就可以得到上述的營養素，若是攝取過多的魚肝油或魚油，反而會對身體造成傷害。

你吃對營養了嗎？

「魚」做的「油」都一樣？

　　有一次我去幫扶輪社的社友演講，有一位社友拿了一瓶魚肝油給我看，要我幫他評估一下，這瓶魚肝油對他的「血油」高是否有幫助？我剛開始看到那瓶有畫一隻深海魚的瓶子時呆了一下，後來才了解，這位社友一直把「魚肝油」和「魚油」搞混，反正都是魚的油，聽人家說有效就去買，沒想到完全弄錯了！

這樣吃才營養！

魚肝油、魚油營養大不同！

　　其實真的有很多人搞不清楚「魚肝油」和「魚油」的功能，所以，常常買錯這些保健食品。大家實在有必要把這兩種都是從魚身上取出的油弄清楚，以免沒有得到好處，還傷害到身體。

◎ 魚油vs.魚肝油

● **魚油**：「魚油」主要是從深海魚類的脂肪提煉出來的，含有EPA及DHA，但此兩者的比例會因為不同的魚類或是萃取的部位不同而有所差別。而藻類也是魚油主要的來源，但是藻類所含的DHA遠比EPA來得高。而吃素的的人除了藻類以外，也可以多吃一些亞麻仁籽、胡桃或是紫蘇籽，因為這些種籽含有高量的（ω-3）α-次亞麻油酸，在體內會代謝成EPA、DPA和DHA。

由於，EPA與DHA主要的功能不同，所以，在選擇魚油當保健食品時應該注意一下EPA及DHA的比例，如果主要是預防心血管疾病的人，應選擇EPA含量較高的產品；如果是要保健視力以及維持腦細胞功能的人，就應該要選擇含DHA比較高的產品。

但是，我們要得到魚油的好處，其實並不需要特別買保健食品，我們可以每天吃約50克左右的鮭魚、鮪魚或其他深海魚肉，直接從飲食中調整一下肉類的攝取比例，減少吃一點紅肉，多增加一些深海魚肉的比例，就可以增加攝取魚油的機會；而且這種存在魚肉中的魚油，人體的吸收率最好，遠比保健食品所提供的純化魚油的吸收率好很多。

由深海魚肉獲得的魚油最安全，因為，額外補充太多保健食品提供的魚油，可能會對身體產生一些傷害，例如，有的人已經在吃抗凝血劑或是降血脂的藥，或是本身是血友病的人，都不適合再吃魚油這種保健食品。因為魚油會讓血液更無法凝固，受傷時可能會有大出血的危險。還有，我也不太贊成孕婦為了寶寶以後會變聰明，在懷孕時額外補充太多的DHA，因為，DHA也是會影響凝血的功能，萬一生產過程中流血不止，會有生命危險。總之，由天然的深海魚肉攝取來的魚油安全又健康，應該多吃魚肉來取代保健食品的補充。

此外，關於魚油的產品陷阱不少，前一陣子我還聽過，如果是濃度高的魚油，倒在保麗龍上可以穿透保麗龍，簡直是無稽之談！魚油是不會穿

透保麗龍，那是粹取魚油所用的有機溶劑造成的現象，因為有機溶劑本身就會溶解保麗龍，這種產品長期吃卜去，對身體才是一種不可逆的傷害。

●魚肝油：魚肝油不是魚油，是從魚的「肝」提煉出來的，含有豐富的維生素A及維生素D。維生素A可以有助於視力，避免夜盲症的發生；而維生素D能幫助鈣的吸收，有助於骨骼的發展。但是這兩種維生素是屬於「油溶性」的，若長期食用過多，非常容易累積在體內，會有中毒的現象。尤其是長期吃大量的維生素A會對肝臟、骨骼及眼睛造成傷害，因此，我建議大家若要補充維生素A，應多吃一些含有 β-胡蘿蔔素的蔬果，如胡蘿蔔、番薯、南瓜、芒果及深綠色蔬菜等，這些蔬果所含的 β-胡蘿蔔素會在身體裡轉成維生素A，從這種方式所獲得的維生素A沒有中毒的危險；至於維生素D的補充，大家每天只要在溫和的陽光下曝曬15分鐘，就可以獲得每日維生素D需要量的八成左右。因此，魚肝油並不是必須要補充的保健食品，尤其把魚肝油做成美味可口的糖果更是有潛在的危險，小朋友會不由自主的吃很多，會有中毒的可能。

綜觀以上，大家要弄清楚「魚油」和「魚肝油」是完全不同的，功能也完全不同，下次不要看到「魚」和「油」兩字，就以為是相同的東西。

✚健康小叮嚀

大家應該多利用天然的食材來補充魚油及魚肝油的有效成分，不需要花冤枉錢去買不對的保健食品。

何謂EPA及DHA？

1.EPA（二十碳五烯酸，eicosapentaenoic acid）

這種存在於魚油中的多元不飽和脂肪酸，主要能降低三酸甘油酯，防止動脈硬化以及預防心血管疾病；但是研究發現，吃EPA並不會降低膽固醇，所以，如果只是膽固醇高的人，三酸甘油酯並不高的人，吃EPA這種魚油並沒有很大的幫助。此外，EPA也能降低體內的發炎反應的進行，及減緩一些過敏症狀。

2.DHA（二十二碳六烯酸，docosahexaenoic acid）

這種不飽和脂肪酸最主要的功能是對腦部細胞，以及視網膜的發展非常的重要，因為，DHA是腦細胞以及視神經細胞組成的重要成分。

◎ 魚油及魚肝油特性比較

種類	魚油		魚肝油	
有效成分	EPA	DHA	維生素A	維生素D
來源	深海魚的脂肪		魚的肝臟	
主要功能	·降低三酸甘油酯（中性脂肪） ·抗發炎 ·減緩過敏症狀	維持腦細胞完整，有助於視網膜發展	預防夜盲症；幫助細胞的生長與分化	幫助鈣質的吸收
吃太多的危險	·妨礙凝血 ·免疫功能失調		會對肝臟、骨骼及眼睛造成傷害	嬰兒容易中毒：造成心智障礙、動脈狹窄
避免吃的人	·正在服用抗凝血劑的人 ·患有血友病的人 ·孕婦要詢問醫師		有時魚肝油以糖果方式呈現，小朋友無法自行節制，需大人監督食用	
天然的安全來源	·非素食者：多吃深海魚肉、每天可吃50克 ·素食者：多吃一些藻類、亞麻仁籽、紫蘇籽、胡桃		多吃一些含β-胡蘿蔔素的蔬果，如胡蘿蔔、番薯、南瓜、芒果及深綠色蔬菜等	每天在溫和的陽光下日曬15分鐘

植物性奶油
比較健康？

　　很多人看到「植物性」的食物就以為一定比「動物性」的食物健康，尤其是「植物性奶油」更是掛著美麗名詞的殺手，裡面含有的「反式脂肪酸」是罪魁禍首，我們不能不認識什麼是「反式脂肪酸」。

你吃對營養了嗎？

「植物性」是健康的指標？

　　幾年前我心血來潮去學烘焙，烘焙班的同學知道我是學營養的，都紛紛向我請教一些營養的問題；最讓我印象深刻的是，有一位同學特別跟我說，她知道常常吃奶油對心血管不好，但是偏偏烘焙時要用到很多奶油，所以特別去超商買「植物性」奶油，這樣正確嗎？

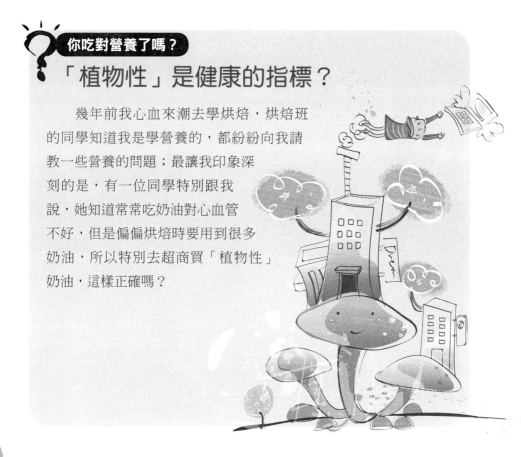

「植物性」奶油是「傷心」殺手！

我相信不只我那位同學，通常大家看到「植物性」三個字就會覺得比較安心、比較健康！

但是，大家有沒有想過，奶油本來就該是「動物性」的，如果是「植物性」的油脂，到底是哪裡變出來的「奶油」？而且「植物性」油脂本來就是「液體」，怎麼會變成「固體」的「奶油」？這一切都太不合邏輯了不是嗎？

其實，這一切都是靠食品加工的方式而成，我們把植物油「氫化」以後，就會讓液體油變成固體油，讓它看起來像「奶油」，所以就稱「植物性奶油」了。但這種氫化的油脂含有一種「傷心殺手」——反式脂肪酸，會對健康造成很大的影響！

◎ 何謂「反式脂肪酸」？

「反式脂肪酸」是以前被大家忽略的一種脂肪酸，為何會被稱為「傷心殺手」呢？一般民眾對於飲食中「油脂」的健康概念，應只限於不要攝取過量的油脂，或是不要攝食過多的動物性脂肪，但是很少有人會注意到什麼是「反式脂肪酸」（Trans-fatty acid）？哪些食物含有「反式脂肪酸」？吃多了「反式脂肪酸」對身體有何影響？

雖然許多人對「反式脂肪酸」很陌生，但是，美國食品藥物管理局（FDA）已於2006年起，要求所有食品的營養標示上多增加一項「反式脂肪酸」的含量。後來，我國也跟進，從2008年一月開始營養標示一定要標「反式脂肪酸」這一項。一般存在油脂中的不飽和脂肪酸（unsaturated fatty acid）多以「順式」（cis form）的結構存在，所謂「順式」即雙鍵兩旁的氫原子位在碳鍊的同一邊，而「反式脂肪酸」則是雙鍵兩旁的氫原子位在

碳鍊的兩側（如下圖）。

Trans Fat

（i.e., trans fatty acids）

H

|

-C=C-

　　|

　　H

◎ 哪些食物中含有「反式脂肪酸」？

　　一般飲食中含「反式脂肪酸」的主要兩個來源如下：

●蔬菜油經「部分氫化」而形成的「反式脂肪酸」：在蔬菜油中具有較高含量的「不飽和脂肪酸」，其穩定度較低，食品業者為了提高油脂的穩定度、可塑性，並提高烹飪時的實用性，以「部分氫化」來增加油脂的飽和度。最常見的此種油脂為人造奶油（margarine）及烤酥油（shortening），由於這些油脂具有天然奶油的風味、用途廣泛，最重要的是價格比天然奶油低很多，因此大受業者的喜愛。目前多用於烘焙食品、炸薯條及速食等。

雖然人造奶油及烤酥油等油脂保留了天然奶油的風味並強調無膽固醇，但是在其「部分氫化」的過程中，卻有「反式脂肪酸」的產生。

●反芻類動物腸內細菌可合成「反式脂肪酸」：在反芻類動物的腸內細菌會合成「反式脂肪酸」，所以，亦可以在牛油、乳製品中發現少量的「反式脂肪酸」。

◎「反式脂肪酸」對人體的影響？

在天然的食物中，大概只有牛油、乳製品含有少許的「反式脂肪酸」；人體不需要「反式脂肪酸」來進行任何生理功能。

在早期的研究中，多把焦點放在「飽和脂肪酸」及「不飽和脂肪酸」對血脂質的影響，發現攝取過量的「飽和脂肪酸」會增加血中「低密度脂蛋白-膽固醇」（LDL-C）濃度，進而增加罹患冠狀動脈心臟病（CHD）的風險，故建議大家飲食中以「單元不飽和脂肪酸」及「多元不飽和脂肪酸」來取代飲食中部分的「飽和脂肪酸」，以降低血中「低密度脂蛋白-膽固醇」濃度及冠狀動脈心臟病的風險。

直到1990年起「反式脂肪酸」對人體健康負面的影響受到重視，許多代謝研究發現「反式脂肪酸」的攝取會增加血中「低密度脂蛋白-膽固醇」濃度，也會降低血中「高密度脂蛋白-膽固醇」（HDL-C）濃度；甚至發現「反式脂肪酸」對於血液中LDL-C/HDL-C比值升高的影響超過「飽和脂肪酸」。也有許多流行病學研究發現，「反式脂肪酸」的攝取量與「冠狀動脈心臟病」的發生有密切關係，加上由代謝研究及流行病學的研究結果顯示，「反式脂肪酸」的確是對人體的健康有負面的影響，大家不得不正視「反式脂肪酸」存在我們日常飲食中的事實。

◎ 如何減少「反式脂肪酸」的攝取？

目前並沒有研究指出每天「反式脂肪酸」的攝取量應少於多少是安全的，因為，「反式脂肪酸」並非人體所需要的營養素，因此，「反式脂肪酸」的攝取量應以「越少越好」為原則。

很多業者如果用「人造奶油」、「烤酥油」也只是在成分中標示「植物性油脂」，所以消費者無從知道產品中有無含「人造奶油」或「烤酥油」；而且，政府規定每100公克之固體（半固體）或每100毫升之液體所含反式脂肪不超過0.3公克的食品，反式脂肪酸可以標示為「0」。換句

話說，標示為「0」的食物，不見得就真的不含反式脂肪，所以，當你不節制地亂吃加工食品，可能就不知不覺吃進不少反式脂肪酸。因此，「多吃天然的食物、少吃加工食品」是減少攝取「反式脂肪酸」的最高指導原則。此外，也呼籲食品業者應改變製程移除油脂中，經部分氫化所產生的「反式脂肪酸」，除了製造出美味口感佳的食品外，正視消費者的健康應是所有食品業者的共同使命。

◎ 常見食物中反式脂肪酸的含量

食物種類	反式脂肪酸含量（gram/serving）
一般蔬菜油	0.01-0.0.6
烤酥油（vegetable shortening）	1.4-4.2
人造奶油（margarine, stick）	1.8-3.5
沙拉醬	0.06-1.1
甜甜圈	0.3-3.8
微波爆米花	2.2
磅蛋糕（pound cake）	4.3
巧克力碎片餅乾	1.2-2.7

食物種類	反式脂肪酸含量（gram/serving）
香草餅乾（vanilla wafers）	1.3
炸薯條	0.7-3.6
脆餅（snack crackers）	1.8-2.5
點心條（snack chips）	0-1.2
巧克力糖	0.04-2.8
白麵包	0.06-0.7
喜瑞爾（cereal）	0.05-0.5

※參考美國農業部（USDA）食物組成資料

➕ 健康小叮嚀
植物油和「植物性奶油」不一樣，植物油為液體不含反式脂肪酸，「植物性奶油」為固體，多含反式脂肪酸，因此，「植物性奶油」不見得比奶油健康。

1-6
嗜好性食物

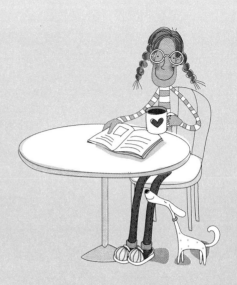

有「奶」字的產品都是「真」奶？

　　字面上有奶字的食品，就有奶類的營養價值嗎？市售的奶茶，大部分都是用奶精製作而成的，而奶精是人工合成的油脂，跟牛奶一點關係都沒有；而我們喜歡加進咖啡裡的奶油球，也不是真正的奶類，它只是看起來、聞起來很像牛奶，本質也是人工油脂，長期吃進身體對心血管會造成負擔。

你吃對營養了嗎？

奶茶，沒有奶？

　　前幾天天氣非常悶熱，經過了家裡附近的茶鋪，忍不住進去想點一杯冷飲來享用，想一想好久沒有喝奶茶了，就放縱一下自己吧！於是，就跟老闆點了一杯「奶」茶，我看到老闆用熟練的技巧在製作別人點的奶茶，除了已泡好的紅茶外，還放入一匙白白的「類似」奶粉的粉狀物質，於是我問老闆：「你們加的是奶粉還是奶精？」此時，老闆充耳不聞，我再提高聲調：「老闆，你們加的是奶粉還是奶精？」老闆不耐煩地回答：「奶精啦！」我很嚴肅地問：「我可以用鮮奶嗎？」老闆很乾脆地說：「好呀！用鮮奶加20元！」哇！真貴！於是，那天我就喝了一杯「高貴」的「奶」茶。

奶精其實是油，不是奶！

後來，我為了想了解很多茶鋪製作奶茶用的「奶」是什麼，就常常光臨茶鋪，發現大部分的奶茶都是採用奶精，除非它有寫紅茶「拿鐵」才是用鮮奶做的，當然價錢相對比較貴。大家一定很好奇，我為何如此注重奶茶中「奶」的來源，因為，對我而言「奶精」絕對不是奶類，它只是一種具有奶味的「油脂」！牛奶可以提供的營養成分，奶精完全無法提供，而且奶精這種油脂還是人工油脂，被我歸類成「壞油」，根本不應該吃它。

◎ 不是所有「奶」字的產品，都有「奶類」營養！

除了粉狀的奶精之外，我們常用的「奶油球」我也絕不會把它歸在奶類。我曾經和朋友一起喝咖啡，朋友一次在咖啡中加入三顆奶油球，我很好奇他為什麼要加那麼多？朋友竟得意地說：「平常牛奶喝得不多，趁著喝咖啡時多放些奶油球來補充鈣質啦！」但是，這個觀念實在不正確，因為我這位朋友吃進去的其實是過多的油，他想要得到的鈣質，則完全不存在於奶油球中。

請大家注意，不是所有含有「奶」字的產品，或是看起來和「奶」很像的產品，就具有奶類相同的營養價值。「奶精」是看起來很像奶粉、有奶味的油脂產品；而「奶油球」則是看起來很像鮮奶、有奶味的油脂產品，兩者都不是「真奶」而是「假奶」，大多含有人工「氫化的植物油」，這不是自然存在的油脂，吃多了對心血管不好。

所以，下次要享受一杯香醇的奶茶或是具有奶香的咖啡時，請用真正的鮮奶來代替「奶精」或「奶油球」，「真奶」與「假奶」的選擇應是每個人應該知道的飲食概念。

◎ 奶精、奶油球與牛奶比一比

名稱	主要成分	熱量	重點提示
粉狀奶精	部分氫化植物油、乳化劑、安定劑、糖、人工香料等	一大匙10克約45～55大卡	須注意成分是否含「氫化植物油」此種壞油
液狀奶油球	部分氫化植物油、乳化劑、安定劑、糖、人工香料等	一球10C.C約35～40大卡	須注意成分是否含「氫化植物油」此種壞油
牛奶	水、蛋白質、乳脂肪、鈣質	·全脂牛奶：每10C.C.約6.1～6.7大卡 ·低脂牛奶：每10c.c.約4～5大卡	熱量比奶精、奶油球低很多

✚健康小叮嚀

1. 要喝咖啡或奶茶時，盡量以鮮奶代替奶精及奶油球，以免在享受奶香時，還吃入過多的熱量。

2. 購買奶精或奶油球時，請看清楚成分標示，若含有「氫化植物油」的產品時盡量避免購買，此種產品多少含有「反式脂肪酸」，對人體的心血管不好。

咖啡是健康殺手嗎？

喝咖啡對健康的影響各有優劣：攝取過量的咖啡會對身體造成諸多不良影響，例如：不容易入睡、傷胃、增加膽固醇、容易阻斷鐵質吸收，以及提高罹患骨質疏鬆的機率。但如果飲用得當，每天喝適量的咖啡，其實可以降低罹患阿茲海默症、巴金森氏症的機率，並減少膽結石和脂肪肝的發生。

你吃對營養了嗎？

再忙，也要喝杯咖啡？

咖啡是很多人無法一天不喝的飲料，但也有人視它為健康的毒藥，所以，如果要討論咖啡的好壞這個話題，大概可以辦一場辯論大賽，一天一夜都辯論不完。記得以前我在研究所念書時，就常常聞到從教授辦公室傳來香濃的咖啡香，我們一群學營養的師徒們也常常在咖啡香中，討論著各種營養的話題，這畫面會很諷刺嗎？大家會認為學營養的人不應該喝咖啡嗎？其實，咖啡真的對健康正反兩面的影響都有，必須視自己的健康狀況，量力而為。

這樣吃才營養！

喝對咖啡才是享受！

咖啡真是一個讓人又愛又怕的飲料，濃郁的香味是一種無法阻止的誘惑，但是，根據各種研究的統計結果，一般咖啡店所供應的滴煮式咖啡，一杯230CC約含85毫克咖啡因（每一家會依咖啡煮的濃度含量不同而增

減）,基本上,一天最好不要攝取超過300毫克的咖啡因。而且,我建議除非必要,盡量不要喝低咖啡因的咖啡,因為在去除咖啡因時,必須要用有機溶劑抽除,所以,低咖啡因的咖啡多少會有殘存一些影響身體健康的有機溶劑;有些孕婦為了不喝到咖啡因,而點低咖啡因的咖啡,反而有喝進有機溶劑的風險。此外,即溶咖啡的選擇也很重要,有些即溶咖啡是用綠豆烤香,再加咖啡風味的香料、奶精調製而成,這樣也得不到咖啡的好處了。

◎ 讓人又愛又恨的咖啡

我們現在就來看一下咖啡的真面目。

很多人對咖啡所含的物質第一個想到的就是咖啡因,其實咖啡豆所含的物質相當多,所以咖啡對健康影響的面向,不只局限在咖啡因的範疇,以下我們針對身體各部位來探討咖啡對身體的優缺點:

●對頭部及腦部的影響

【優點】

1. **減少阿茲海默症**:許多研究發現,每天喝2～5杯咖啡的人,比每天不喝咖啡或是每天喝少於一杯的人,年老以後比較不容易得阿茲海默症。

2. **增強認知的能力**:根據研究,如果老年人能固定習慣喝咖啡,能增加認知的能力,也能增加短期的記憶力。

3. **減少巴金森氏症的風險**:研究結果顯示,有固定喝咖啡習慣的人,在年老之後得巴金森氏症的機會比較小。

4. **減輕頭痛**:咖啡中咖啡因有止痛效果,可以減輕偏頭痛及頭痛症狀。

【缺點】造成焦躁、睡眠障礙。有些人喝過多的咖啡會有焦躁、不安、無法入睡的症狀。

●**對肝膽的影響**

【優點】

1. 減少脂肪肝的情形：有一些研究發現，喝咖啡的人能減少脂肪肝的發生，尤其是對因喝酒所引發的脂肪肝特別有預防效果。

2. 減少膽結石機率：研究顯示每天若喝2～3杯咖啡，比從來不喝咖啡的人得到膽結石的機率少40％。但喝低咖啡因的人，膽結石的機率沒有降低。

【缺點】目前無發現。

●**對心血管的影響**

【優點】減少女性心肌梗塞的機率。西班牙有一個超過20年的研究，從觀察喝咖啡造成的影響來看，發現女性每天2～3杯的咖啡，能降低心肌梗塞死亡率約25％。

【缺點】

1. 增加膽固醇：咖啡豆裡含有咖啡油醇（cafesterol）這種化合物，會增加人體的膽固醇，尤其對女性的影響特別大。一般的咖啡如果直接用機器去煮，而沒有使用濾紙過濾，容易含有咖啡油醇；如果咖啡煮完再用濾紙過濾處理，則會去除絕大部分的咖啡油醇，減少增加膽固醇的危險。所以建議咖啡要用濾紙過濾。

2. 增加貧血的危險：有人習慣飯後馬上來一杯咖啡，這樣很容易阻礙餐中的鐵質吸收，而造成缺鐵性貧血，最好餐後1～2個小時再喝咖啡。

●**對腸胃道的影響**

【優點】咖啡是一個幫助腸子蠕動很好的物質，排便不順時，可以試著喝一點黑咖啡。

【缺點】咖啡容易傷害胃腸黏膜，建議不要空腹喝。有胃炎、胃潰瘍或十二指腸潰瘍時應停止喝咖啡。

●對代謝的影響

【優點】具有降低糖尿病的風險。每天固定喝咖啡的人,能降低以後罹患第二型糖尿病的風險。

●對婦女的影響

【缺點】

1. **增加骨質疏鬆的風險**:喝咖啡對停經後的婦女骨質密度影響比較大,停經後婦女喝大量咖啡會增加骨質疏鬆症的危險,建議停經後婦女喝咖啡時,每天以2杯為限,而且喝咖啡時最好要加牛奶(不是加奶精或奶油球)。

2. **增加早產的風險**:研究發現,咖啡攝取量越多,懷孕婦女早產的機率越高,因此懷孕婦女最好不要喝咖啡,若真的要喝以1杯淺嚐為止。

◎ 咖啡的優缺點

影響的部位	優點	缺點	彌補缺點的方法
頭部及腦部	・減少阿茲海默症 ・增強認知得能力 ・減少巴金森氏症的風險 ・減輕頭痛	・焦躁、睡眠障礙	・避免在睡前喝咖啡
肝膽	・減少脂肪肝的情形 ・減少膽結石機率	・目前無	
心血管	・減少女性心肌梗塞	・增加膽固醇 ・增加貧血的危險	・把咖啡用濾紙過濾,去除增加膽固醇的物質 ・不要飯後馬上喝咖啡
腸胃道	・幫助排便	・容易傷胃	・有胃炎、胃潰瘍、十二指腸潰瘍者不能喝咖啡
代謝	・降低糖尿病的風險	・目前無	
婦女健康		・增加停經婦女骨質疏鬆的風險 ・增加早產的風險	・停經婦女喝咖啡要加牛奶 ・懷孕的婦女最好不要喝咖啡

◎ 各種咖啡的咖啡因含量（此為參考值，每家咖啡濃度不一）

種類	咖啡因含量（mg）	一份的量
一般連鎖店的大杯美式咖啡	707	480 ml
一般連鎖店的中杯美式咖啡	530	360 ml
濃縮咖啡	154	100 ml
一般市售罐裝咖啡	400～500	240 ml
即溶咖啡	60～100	200 ml

※更多咖啡因含量資訊可查：http://www.cspinet.org/new/cafchart.htm

健康小叮嚀

1. 每個人應依自己的身體狀況來飲用咖啡，學習查詢或詢問常常飲用咖啡的咖啡因含量，每天以不超過300毫克的咖啡因最為安全。

2. 不管喝哪一種咖啡，建議先以濾紙過濾，可以過濾掉增加膽固醇的物質。

3. 飯後不要馬上喝咖啡以免影響鐵質吸收，長期造成貧血。

4. 若是停經後婦女要飲用咖啡，建議在咖啡中加牛奶。

白木耳
比燕窩更養生？

就營養成分來看，燕窩主要含有豐富的膠原蛋白，但缺少更多的科學文獻研究，加上不肖廠商為了燕窩的賣相，逕自漂白、煮沸……既破壞營養，也造成假貨充斥。白木耳是一種膠質菇類，有豐富的膳食纖維以及多醣體，經科學證明，能增強免疫力、保健腸道、降低膽固醇、穩定血糖和養顏美容！若以白木耳替代燕窩，不但口感接近，且價格親民許多！

你吃對營養了嗎？

價格高貴，價值就珍貴？

最近年節到了，很多人送禮給家裡的老人家，其中很多是燕窩禮盒，父親拿給我看，要我鑑定一下，可不可以吃？對身體是不是有幫助？首先，我當然要「神農嚐百草」先喝一瓶……沒想到，我第一個反應是：哇！好甜啊！還好父親沒有糖尿病，否則馬上就血糖飆高！接著，我還要負責分辨燕窩的真假，說真的，我一點把握也沒有。前幾年台北市衛生局抽查市售燕窩，發現有六成燕窩是假的，內容是由海藻酸鈉、豬皮、洋菜或白木耳所取代。甚至連販售燕窩的業者都承認，一般人要用肉眼辨識真假很困難，所以，我們吃進的燕窩到底是真的？還是假的？都很值得商榷！

白木耳取代燕窩更養生！

　　吃燕窩是東方人特殊的養身方式，根據「本草綱目」記載，燕窩入肺生氣、入腎滋水、入胃補脾、補而不燥等。但是，現在的科學文獻對燕窩的研究實在太少，由燕窩的營養成分來看，也實在看不出它優於其他的蛋白質食物。如果說燕窩的膠原蛋白豐富，其實像魚皮、雞爪、牛筋等也不輸燕窩的效果；再由環保觀念來看，把燕子的巢拿來吃，似乎對燕子們不是很友善；尤其有些商家為了要讓燕窩賣相好看，常會加一些漂白的化學藥物來處理，因此，在這些漂白、煮沸的處理過程中，就算原來燕窩裡真的有什麼特殊的保健成分，可能也已經被破壞了。最重要的是，花了那麼多錢買的燕窩到底是真是假，自己都不知道，如何保健身體？

　　反倒是有些中醫師或營養師提出，可以用白木耳替代燕窩。或許有些人覺得真是天差地遠，怎麼可以拿來相比？但是，目前有非常多的科學文獻證明白木耳的保健功效。白木耳又稱銀耳，燉煮之後的口感與燕窩相去不遠，而且白木耳沒有真假的顧慮，更沒有環保或宗教上的問題，或許我們應該多花點時間認識白木耳，了解一下這個高貴不貴的「平民燕窩」。

◎ 白木耳的保健功效

1. 增強免疫能力：白木耳富含多醣體，尤其是 β-（1-3）-葡聚醣能刺激淋巴細胞轉化，增強巨噬細胞吞噬能力，促進抗體形成，提高身體的免疫功能。

2. 保健腸道：白木耳是一種膠質菇類，含有豐富的膳食纖維、多醣體，目前也有研究單位粹取出白木耳特殊的多醣體，發現在動物實驗能扮演腸道益菌生（prebiotics）的角色，讓腸道的好菌生長比較良好，並抑制腸道壞菌的生長，具有保健腸道的功能。而且白木耳的膳食纖維對排便的

調整有雙向保護，便秘的人吃了會通便，拉肚子的人吃了則能改善腹瀉的情形。

3. 降低膽固醇、穩定血糖：豐富的膳食纖維能降低食物的膽固醇、糖分被腸道吸收，以降低血液中的膽固醇及穩定血糖。

4. 養顏美容：白木耳含有特殊的膠質，常吃可以補充我們皮膚流失的膠質，讓皮膚保水度增加。

　　總之，燕窩是長久流傳下來的保健聖品，我不否認燕窩或許有它的保健功效，但是，因為假貨太多、價錢太貴、不夠環保、現在的科學研究也太少等因素，我寧可選擇平民化、又與燕窩口感相似的食材——白木耳，雖然，在某些燕窩信仰者的心中，白木耳無法取代燕窩，但是，透過研究結果證明，白木耳的確是不錯的養生食材。

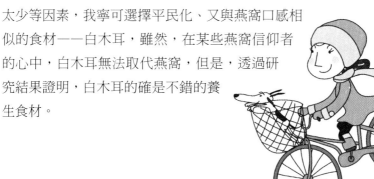

✚ **健康小叮嚀**
白木耳目前已經有許多科學研究證實其保健功效，不妨以平價白木耳取代昂貴的燕窩。

◎ 燕窩VS.白木耳營養分析

種類	燕窩（100公克）	白木耳（100公克）
熱量（Kcal）	18	35
水分（g）	95	91
粗蛋白（g）	Tr	0.9
粗脂肪（g）	0	0.3
碳水化合物（g）	4.6	7.7
粗纖維（g）	Tr	0.9
膳食纖維（g）	2.5	6.5
灰分（g）	0	0.3
膽固醇（mg）	0	0
維生素A效力（RE）	0.01	0
維生素B1（mg）	0	0
維生素B2（mg）	Tr	-
菸鹼酸（mg）	Tr	0.5
維生素B6（mg）	Tr	0
維生素B12（mg）	0	-
維生素C（mg）	0.9	0
鈉（mg）	3	28
鉀（mg）	2	40
鈣（mg）	131	33
鎂（mg）	33	15
磷（mg）	1	17
鐵（mg）	0.2	1.1
鋅（mg）	0.1	0.1
優點	古代帝王保養聖品	1.價錢便宜 2.假貨少 3.素食可用 4.現代科學研究很多
缺點	1.價錢昂貴 2.假貨太多 3.不環保 4.科學研究很少	無
選購及食用注意事項	找有信譽的店家購買，以免買到假貨	1. 木耳不可新鮮食用，新鮮木耳可能會引起皮膚光過敏，需買乾貨再煮食。 2.不要購買太白的白木耳，因太白者多為漂白成品。

雞精比雞湯營養嗎？

　　雞精和雞湯都含有較豐富的游離胺基酸，兩者都是動物性高普林的食品；前者經過處理，膽固醇較低，後者的膽固醇比較高，也較多脂肪。懷孕的媽媽或是精神不濟的人，都可以喝雞湯或雞精得到營養；但像高血壓、痛風、腎臟病的人，就不能隨意喝雞精，須經由醫師或營養師評估才能飲用。

你吃對營養了嗎？

喝雞湯？喝雞精？吃雞肉？誰最養生？

　　國人的飲食習慣中，如果身體有任何需要「補」的地方，燉雞湯一定是首選；在以前農業時代，如果遇到親朋好友有人生病，燉上一鍋雞湯絕對是最大的愛心與關懷，而現代的人沒時間燉雞湯，就送上一盒雞精以示關懷。無論是雞湯或是雞精，是不是真的適合每種病人？如果沒病的人要養身，到底是雞湯好？還是雞精好？而吃雞肉和喝雞湯，效果又有何不同呢？

這樣吃才營養！

吃進雞肉真正的營養

　　先說一下雞肉好了，雞肉算是很好的蛋白質來源，而且雞肉也是最容易把油脂與瘦肉分開的肉類，但是，雞肉和其他的肉類一樣，必須經過腸胃道消化，變成小分子的胺基酸，才能被身體吸收；這對於一些腸胃道無法正常運作、或是希望快速恢復體力的病人來說，吃雞肉補身的效果會比較慢。

如果經由長時間的燉煮，雞湯就含有許多游離出來的胺基酸，身體比較不費力的吸收到胺基酸，可以迅速補充體力，但如果是用全雞去燉，也會順帶把雞的油脂全部燉出來。所以，若要燉雞湯補身，建議要先把整隻雞的皮去掉，再下去燉，不然就是把雞湯燉好後放入冰箱，等油脂凝固後直接去除。

◎ 每個人都適合喝雞精嗎？

　　其實，如果怕膽固醇高或是沒有時間燉雞湯的人，「雞精」倒是可以考慮的選擇。目前的雞精都已經過處理為不含膽固醇，卻不代表每個人都適合飲用。所以，當要拿雞精來送禮時，應該先了解對方身體狀況適不適合。以下這些人喝雞精就要特別注意：

● **高血壓的人**：因為雞精是長時間燉煮濃縮的飲品，含鈉量會比較高，一般市面上的雞精每一瓶的鈉含量約35～170毫克不等，我建議高血壓的患者如果要喝雞精，一定要看「營養標示」中的「鈉」含量，以選擇含鈉量比較低的產品。雖然有一些研究發現雞精可以抵抗高血壓，但是這方面的研究證據還不夠充足，所以，建議高血壓的人一天以一瓶雞精為限。

● **有慢性腎臟病的人**：雞精含有大量的鉀離子，腎臟病的患者對鉀離子排除是有障礙的，若腎臟功能不佳的人，常常飲用雞精來補身體，可能會造成血鉀過高，嚴重者心跳會停止。所以，如果自己的家人或朋友是腎臟病患者，千萬不要送他們雞精，反而會害了他們。

● **有痛風或高尿酸的人**：雞精是我們所說的典型「動物性高普林」的食品，其實，不只是雞精，自己燉的雞湯、肉汁等經過濃縮的肉湯，都含有高普林，是高尿酸、痛風患者要忌口的。很多人不知道雞精不能喝，想要補一下身體，沒想到痛風馬上發作。順便一提，除了雞精，蜆精也是痛風的人是不能喝的喔！

雖然現在還有很多雞精產品是特別針對小朋友設計，其實，小朋友正在成長階段，以養成均衡飲食習慣最重要，每天給小朋友一瓶雞精，不如教小朋友每天要喝牛奶、多吃蔬果。尤其是小小孩，腎臟發育還沒有完全，若長期大量的給雞精，過多的鉀離子可能造成腎臟過多的負擔。

◎ 你累了嗎？喝雞精吧！

但話說回來，無論是雞精或是雞湯，一定有它的好處，如果沒有高血壓、腎臟病、痛風等病症，以下這些人是可以送他們雞精當補品的：

● **產後要哺乳的媽媽**：無論是雞湯或是雞精，對於媽媽「發奶」非常有幫助，近來也有研究發現，如果媽媽喝雞精，會讓母乳的品質更好，所以，雞精是送親朋好友產後的好禮品。

● **長期疲勞、用腦過度的人**：因為雞精還有許多游離的胺基酸，可以快速被人體吸收，促進身體的新陳代謝，讓精神好一點。有研究顯示，雞精能改善精神疲勞，幫助注意力集中；所以，如果長期要用腦的上班族、或是應付考試的考生，也可以適度的飲用雞精。

雞精雖有它的功效，無論是一般人或是生病的人，絕不可以把雞精當做營養的來源，要論營養成分，一杯牛乳的營養絕對勝過一罐雞精，只是雞精含有比較豐富的游離胺基酸，有利於人體的吸收，只能做為輔助的食品。基本上，雞精的功效絕對不會比雞湯差，只是風味與愛心絕對比不上雞湯。

◎ 雞精的主要營養及分析

熱量（kcal）	34	雞精的熱量不高，不需要考慮太補造成肥胖的問題。
水分（g）	91	雞精大多是水分
粗蛋白（g）	8.6	雖然雞精所含蛋白質不多，但多是游離的胺基酸，人體能快速吸收。
粗脂肪（g）	－	－
碳水化合物（g）	－	－
膽固醇（mg）	0	市售雞精都不含膽固醇，比自己燉的雞湯更清淡，不需擔心膽固醇過高的問題。
菸鹼素（mg）	4.28	雞精的菸鹼素含量相當高，每一瓶雞精所提供的菸鹼素，約人體需要量的1/3，而菸鹼素是人體代謝非常重要的輔酶，是加速代謝非常重要的因子，這也是為何喝雞精會覺得精神比較好的原因。
鈉（mg）	86	不同的雞精含鈉量不同，建議選擇含鈉量較低的產品，尤其是高血壓的人，更應該慎選雞精。
鉀（mg）	184	雞精的鉀離子含量很高，有腎臟病的人應不要喝雞精。

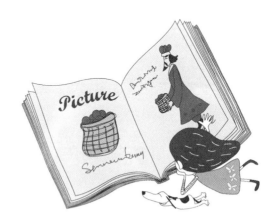

➕ **健康小叮嚀**

有高血壓、痛風、腎臟病的人不能隨意的喝雞精，要經由醫師或營養師評估才能飲用。

多喝水可以治百病嗎？

　　水是生命中的重要物質，我們可以好多天不吃東西，卻不能一天不喝水；但是，我們很少花時間來研究水應該要怎麼喝？你是否檢視過你喝的水對不對？市面上比較貴的水，難道就比較健康嗎？其實，只要我們了解各種水的特性，不用花大錢就能喝到真正的好水。

你吃對營養了嗎？

多喝水，就健康？

　　夏日炎炎，走進便利商店除了一些果汁、發泡性飲料之外，其實還有一個大項品項——水。沒想到水還有這麼多選擇，價錢也不一樣，一瓶進口的礦泉水價錢比果汁還貴。除了市售的水以外，家用一些飲水機、電解器也加入戰場，有些廠商甚至標榜他們的水能治病，實在讓大家頭昏眼花。常聽人說要多喝水才對身體好，有的人選定一種「好水」後就一直喝，這樣的做法正確嗎？一天到底要喝多少水？喝哪一種水對身體才有幫助？

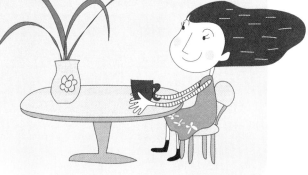

喝「好水」才健康！

其實每一種水都有其優缺點，大家不必太執著於每天一定要喝哪一種水，在我的觀念裡，所謂的好水就是沒有細菌污染、沒有重金屬污染、沒有異味、水質呈中性或弱鹼性，還要是「新鮮」的水；所謂的新鮮的水，就是不要放太久，無論是蒸餾、電解，都不要放太久，也不宜放在塑膠瓶裡太久。此外，各種不同的水輪流喝，只要是確定是乾淨、沒有污染的水，偶爾喝喝純水、或礦泉水、或電解水，都不必過度擔憂。

◎ 常見的各種食用水

● **逆滲透水或蒸餾水**：逆滲透水或蒸餾水都可以廣泛的稱為純水，顧名思義就是「純淨」無雜質，利用逆滲透或蒸氣原理，把水中的雜質以及「礦物質」全部濾掉。如果處理的效果很好，純水的確是讓人喝得安心的「乾淨」水。但是，它的缺點就是連礦物質都過濾掉了，所以，純水裡面並沒有鈣、鐵、鎂、鈉、氯等常見礦物質。

因此，也有人認為純水是營養價值最低的水，甚至謠傳喝了會骨質疏鬆。其實，這都是網路謠言，並沒有那麼嚴重。因為礦物質的補充並不是只有靠喝「水」，其他食物如蔬菜、水果、牛奶、肉類等，都有豐富的礦物質來源。

然而，只要我們喝的水質乾淨，經過煮沸殺菌，應該沒有必要把一些礦物質都濾掉！因此，我認為只要是水質乾淨，並不一定要執著喝「純水」。

● **礦泉水**：這種水剛好跟純水標榜的「純淨」不同，它們是含有豐富的礦物質，有的礦泉水甚至標榜每一滴都經過幾年的淬煉，具有完美的礦物質比例。但是，這些礦泉水的水質來源到底安不安全？水源區是否有重金屬污染？礦泉水中所含的無機礦物質是否都能被人體吸收？都需要消

費者仔細思量。如果是腎臟功能不全的人，也不建議喝礦泉水，以免加重腎臟負擔，當然，一般人也不需要特別靠礦泉水來補充礦物質。

● 海洋深層水：幾年前海洋深層水的新聞吵得沸沸揚揚，民眾簡直是霧裡看花，越看越花；有一度連政府都說海洋深層水是「21世紀的藍金」，鼓吹產官學研合作。其實再怎麼深層的海水，挖出來還是鹹的，不可能直接飲用，還是要經過RO逆滲透去掉鹽分及雜質，到頭來還是和「純水」差不多的東西。雖然有業者標榜這種水分子比較小，比較好吸收……其實，所有的水分子都是H_2O，還能切割更小嗎？聰明的消費者應該知道自己要不要多花些錢去買神話！

● 電解水：目前國內有許多家庭有使用電解水機，但是，大家對它的原理還是一知半解。其實，電解水就是利用一台機器，以電解方式使水之pH值與氧化還原電位改變。一般來說，就是在水中加入陰極、陽極，通上電流，陰極和陽極表面生成氫與氧後，電極四周的水，便會傾向酸性和鹼性。並在兩極之間插入能限制水移轉的多孔性半透膜，或能讓陰陽離子有選擇性通過的陰陽離子半透膜，就可以自陽極收集氫離子濃度高、且具氧化力的「酸性水」，自陰極收集氫氧離子濃度高、具還原力的「鹼性水」。

　　大家都知道身體如果「偏酸」比較容易生病，如果身體「偏鹼」則比較健康，所以，理論上，如果能喝電解水機製造出的「弱鹼性」水，「應該」能讓身體偏向鹼性，並有研究指出，這種鹼性的水可以消除體內自由基。而「酸性水」則可以用來洗臉、美容、消毒等作用。許多廠商標榜電解水可以治百病，但我認為言過其實，因為喝鹼性水是否真能有效改變身體的酸鹼值？目前尚未有大規模的研究證實。倒是多吃蔬菜水果，的確可以調整體質，讓身體偏鹼性。

　　基本上，我認為電解水的理論是合理的，但是，先決條件是製造電解水的水源沒問題，用來電解的水源很重要，千萬不可以用地下水、山泉

水、礦泉水、或受污染的自來水當水源，那只會喝到「濃縮重金屬液」，在還沒得到電解水的好處前可能會先中毒。但基本上，以台北市的自來水水源來做電解水水源是沒有問題的，如果不確定當地的水源是否夠乾淨，我建議還是不要使用電解水，而是要使用淨水器並煮沸後喝才正確。

◎ 食用水的注意事項

水的種類	優點	注意事項
逆滲透水或蒸餾水（即純水）	潔淨、無污染	這種水不要放在空氣中太久，當純水與空氣中的二氧化碳結合後，會讓水酸化或弱酸性。
礦泉水	含礦物質	要注意水源區是否有污染。若有腎臟功能不全的人，不適合長期飲用礦泉水。
海洋深層水	潔淨、無污染、珍貴	海洋深層水經淨化的程序，做出的水和純水很像，但價錢較貴。
電解水	・弱鹼水：可以生飲，調整身體為弱鹼性 ・弱酸水：可用來洗臉，美容	如果水質不乾淨，千萬不能用來做電解水的水源，以免製造出「濃縮重金屬液」。

健康小叮嚀
1. 一般健康的人一天建議至少喝1500～2000CC的水，以促進新陳代謝；早晨起床時是最佳喝水時間，可喝大量水排除夜晚製造的毒素。
2. 喝水時，不要一次喝太多，應分次慢慢喝，才不會喝的水一下子都被排出，無法真的進入細胞代謝。
3. 如果是心臟衰竭或腎功能不全的人，不可以肆意的喝水，應和醫生商量喝水的量。

綠茶比紅茶健康？

茶是我們日常生活中不能缺乏的飲料，現在甚至進入便利商店也是一排茶飲，而路邊的珍珠奶茶店也是到處林立。但是很少人知道各種茶是怎麼製造出來的？到底哪一種茶比較好呢？紅茶與綠茶的功效又有何不同呢？

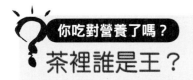

你吃對營養了嗎？
茶裡誰是王？

有一回和以前的同事聚餐，大家一起去吃飲茶，服務生一上來就問：「要喝烏龍？香片？普洱？菊花？……」大家一陣我看你，你看我，不知道要選什麼？後來就推派我決定要喝哪一種茶，接著又開始討論一堆有關於茶的問題，如：是綠茶好還是紅茶好？那日本煎茶呢？聽說普洱茶也不錯？還有人問我：「那我每天都喝奶茶健康嗎？這樣又有茶的營養，又有牛奶的營養，不是嗎？」

這樣吃才營養！
「茶」清楚，才健康！

其實關於茶的問題實在是一籮筐，每個地方喜歡喝的茶又不一樣。以頗受歡迎的普洱茶為例，就是有別於綠茶、包種茶或紅茶等茶類，它是一種將綠茶經過微生物「黴菌」發酵而得所謂的「後發酵茶」，因此有一種略帶霉味的香氣，日本學者也曾發現，普洱茶可降低母老鼠血漿中的三酸甘油酯和膽固醇，但對其作用機制卻尚不明瞭。

另外，像奶茶是不是仍然可以得到茶的好處呢？其實牛奶中的酪蛋白（Casien），會綜合茶葉中主要兒茶素的有效成分，並削弱茶葉的各項保健功效。這個研究報告算是給奶茶愛用者一大打擊，以後奶茶只能算是一種嗜好性飲料而已，若要靠茶類提供保護心血管的功效，盡量不要放入牛奶。

◎ 認識茶的特性

● **茶葉的分類**：嫩綠的茶葉從茶樹長出來時是綠色的，為何到我們手上變成濃郁香氣的茶葉呢？基本上，依茶葉的製作方式大致可分為四種：

1. 不發酵茶：這種茶是採摘下的鮮葉先經過攤平，使其水分散失後，葉質變得柔軟，就是所謂萎凋的過程；再經過殺青、揉捻，最後乾燥。這一類不發酵茶就是所有的綠茶：包括龍井、日本煎茶。

2. 全發酵茶：這種茶也是經由青茶，然後經過萎凋、揉捻，最重要的是「發酵」，然後乾燥。這種全發酵過程做出來的茶就是「紅茶」。

3. 半發酵茶：這種茶是由生葉經過日光萎凋步驟，在室內靜置及攪拌，之後再炒菁、揉捻、乾燥。它的製作重點是在「攪拌」（做青）的步驟，做青是將適度萎凋的葉片放在竹篩裡，來回篩動，使茶葉與茶葉之間，彼此碰撞摩擦，這種操作又稱碰青，其實就是發酵的過程。茶葉在反覆碰撞之後，葉的邊緣因碰撞而受傷，進而促進茶葉邊緣的霉性氧化作用，形成中青偏紅的狀態，做青完就立即以鍋炒殺青，迅速制止霉性氧化。這一類依據發酵的程度又可分為，如文山包種茶、凍頂烏龍茶、鐵觀音茶、東方美人茶等。

4. 後發酵茶：這種茶是將茶青經炒菁、揉捻、乾燥等手續後，堆置在倉庫中進行「渥堆」，使茶葉內部多酚類化合物氧化，其氧化可分自動氧化、酵素性氧化、麴菌氧化等三種不同方式。普洱茶就是標準的後發酵茶。

●茶葉的兒茶素（catechins）與咖啡因：茶葉中有一種兒茶素也是類黃酮素的一員，是茶葉中的主要多酚類，兒茶素類的主要成分有四種，分別為EGC（epigallocatechin）、EC（epicatechin）、EGCg（epigallocatechin gallate）和ECg（epicatechin gallate），茶葉中以EGCg的含量最多，也是抗氧化能力最強的兒茶素。

然而茶葉中的兒茶素會隨著發酵的程度而減少，因為，發酵過程中兒茶素會被氧化掉，所以，發酵越久的茶，如紅茶中的兒茶素越少。

茶葉中也含有咖啡因，但是，茶葉中的兒茶素會抑制咖啡因在胃部被吸收，使咖啡因的壞處無法在身體內發揮，雖然有些茶的咖啡因比咖啡還高，但因為有兒茶素的存在，使我們不覺得茶中的咖啡因很強。而發酵越久的茶，兒茶素的含量越少，咖啡因的作用越強。所以，如果要得到兒茶素的好處，綠茶是優於紅茶的。

◎ 茶的保健功效

茶葉最主要的保健功效是來自於兒茶素，兒茶素主要的保健功效如下：

●**超級抗氧化高手**：EGC、EC、EGCg和ECg四者均是兒茶素，其中以EGCg的抗氧化能力最強，它的抗氧化能力相當於維生素C及維生素E的25～100倍。以一杯綠茶為例，它的抗氧化能力高於一份花椰菜、或一份菠菜、一份草莓。但也不是每種茶的抗氧化能力都這麼好，綠茶的抗氧化能力優於紅茶6倍之高。所以喝綠茶是獲得兒茶素的好方法。

●**抑菌抗病毒**：當我們遭到細菌或病毒的感染時，細菌或病毒會想辦法附著在正常細胞上，進一步分裂、分泌一些毒素，使我們的健康細胞生病。兒茶素能夠阻止細菌或病毒附著在健康細胞上，而且還能破壞細菌分泌的毒性蛋白質，能抵抗細菌及病毒保護我們的細胞。

●**降低血糖**：兒茶素經研究證實可抑制腸道內澱粉分解酵素的活性，降低腸道吸收葡萄糖的速度，因此能減緩飯後血糖上升的程度。也有研究指

出，綠茶和兒茶素可強化胰島素的作用，幫助血糖進入細胞中被利用，不會滯留在血管中形成高血糖，因此，兒茶素對血糖的調控有幫助。

●**降低血脂質及膽固醇**：不論是人體研究或是動物實驗都發現，兒茶素的確能降低血中的三酸甘油酯及總體膽固醇含量。也有人體研究發現，若連續喝六週的烏龍茶，不但可以降低血脂肪濃度，還能增加好膽固醇（HDL-cholesterol）的濃度。平時喝喝綠茶，吃一些含兒茶素的水果，是預防心血管疾病的好方法。

◎ 茶的營養分析

製茶方式	茶的種類	發酵程度	兒茶素含量*
不發酵茶	綠茶	0	100%
半發酵茶	文山包種茶	8～12 %	88%～92%
	凍頂烏龍茶	15～25 %	75%～85%
	鐵觀音茶	15～30 %	70%～85%
	東方美人茶	45～50 %	50%～55%
全發酵茶	紅茶	80～90%	10%～20%

＊ 以綠茶中的兒茶素為比較基準：100%

➕健康小叮嚀
1. 茶會傷害人體吸收鐵質的能力，如果有貧血的毛病，進餐時最好避免喝茶。
2. 由於普洱茶陳放多年，有時因存放的條件不佳而菌數相當高，建議喝普洱茶時應用滾水煮開才能殺菌，只是用熱水沖泡是不夠的。

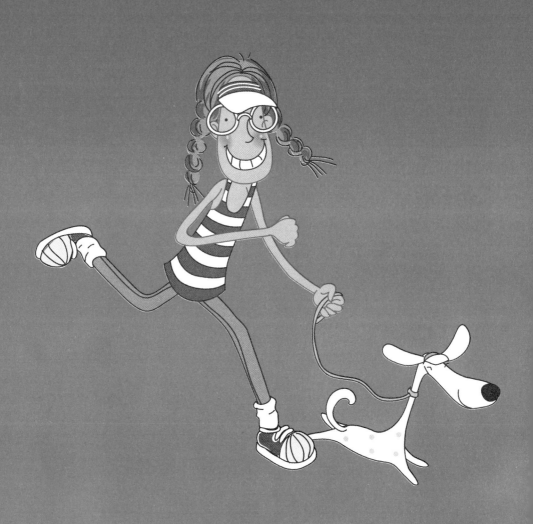

Part 2
疾病篇

2-1
癌症預防

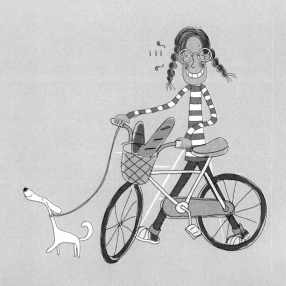

吃紅肉比較不健康？

人體每日所需的蛋白質，依每個人的體重而有所不同，動物性蛋白質和植物性蛋白質各占一半，而紅肉是歸類於動物性蛋白質，建議攝取的量占全部蛋白質的1/6就好。牛肉是高鐵的紅肉，但因為牛肉含有高飽和脂肪酸，若長期超出應該攝取的分量，容易造成心血管的負擔，演變成心血管疾病。建議可以從含有不飽和脂肪酸較高的白肉類食物，來攝取蛋白質為佳。

你吃對營養了嗎？

大啖牛排才划算？

我家附近有一家知名牛排連鎖餐廳，服務品質很棒，口味也很不錯，唯一缺點是牛排的分量給太多。大家一定覺得我很奇怪，牛排的分量越多不是越好？不是更物超所值，賺到了？ 其實在我看來，他們的牛排每一份的量最好減成三分之一，當然價錢也應該減成三分之一。這不是牛排太貴的問題，而是，我們身體一下子吃進那麼多動物性蛋白，實在是一種負擔！

這樣吃才營養！

大口吃肉，吃掉了健康！

美國有一項長達10年的大規模調查，針對50萬名中老年人的飲食與死亡率研究，發現如果天天吃4盎司的紅肉，未來10年女性死亡率增加36%，男性死亡率增加31%。4盎司的紅肉到底有多少？1盎司的肉大概是我們營養學中術語的「一份」，大約是30克的重量，若用目測大約是半個

149

手掌大，厚度約1.5公分的肉片；所以，一般西餐廳所提供的牛排最少都有8盎司，有的還10～12盎司，遠遠超過這個美國研究報告的4盎司的量。看來大碗不一定占便宜，可能在不知不覺中賠進了健康！

◎ 正確攝取蛋白質

我們一天所吃蛋白質食物的量不宜太高，粗略可以用體重來推估，如果60公斤的人，建議蛋白質食物可吃「6份」；50公斤的人，大約可吃「5份」蛋白質食物。而且可以將每天需攝取的蛋白質食物分成兩等分，至少有一部分要來自於「植物性蛋白質食物」，如豆類製品及堅果類，另一部分才留給「動物性蛋白質食物」，如牛、羊、豬、雞、鴨、魚等；這裡要特別提醒大家，「動物性蛋白質食物」大略又可以分成白肉、紅肉、蛋類及奶類，建議大家紅肉的攝取量不要超過「動物性蛋白質食物」的一半。所以，以一位60公斤的人為例子，建議每天吃6份蛋白質食物，其中「紅肉」不要超過1份（約30克）。

每天建議蛋白質食物的分配圖：

1/2植物性蛋白食物。如：豆類、豆製品及堅果類。	1/6「紅肉類」動物性蛋白食物，如：牛肉、豬肉、羊肉等。
	1/6「白肉類」動物性蛋白食物，如：魚、海鮮類、家禽類等。
	1/6 蛋類或奶類，如：雞蛋、鴨蛋、牛奶、羊奶等。

◎ 破解紅肉與白肉的迷思

其實很多人對於「紅肉」及「白肉」的分類有錯誤的概念，例如「酸菜白肉鍋」裡的白肉是豬，但其實豬肉應把它歸類成「紅肉」才對；而乾煎鮭魚的肉，看起來是紅色的，但是我們把它歸類成「白肉」。有一種比較好記的方式，就是我們把四隻腳哺乳動物的肉就歸類於「紅肉」，其他動物的肉歸類成「白肉」。基本上紅肉在烹煮前會呈現紅色的，那是因

為這種肉含有比較多的肌紅蛋白（myoglobin），而呈現紅色；而白肉則含較少的肌紅蛋白，所以是白色的。

雖然，紅肉因為含較豐富的肌紅蛋白，含鐵量也較高，但是，紅肉含有較高的飽和脂肪酸，長期大量食用對心血管不好。因此，建議大家如果要藉由紅肉來獲得鐵質，最好是吃瘦的紅肉；而且瘦的牛肉含鐵量比瘦的豬肉高。不可否認的，紅肉是不錯的鐵質來源，當我們限制紅肉攝取的狀況下，可以多吃一點含鐵量高的蔬菜，如紅莧菜、紅鳳菜、山芹菜、紫菜，以及一些貝殼類如牡蠣、蛤蜊或小魚乾等來補足一些鐵質。

另外，針對白肉的部分，大致上可以分為家禽類及海鮮類，整體而言，白肉的「飽和脂肪酸」少於紅肉，但我還是要建議大家吃家禽肉時最好能去皮，因為大部分的「飽和脂肪酸」集中在家禽類的皮；而海鮮類中的深海魚類——鮭魚，推薦大家一星期能吃個兩三次，我們分析鮭魚的脂肪酸比例「飽和脂肪酸」：「單元不飽和脂肪酸」：「多元不飽和脂肪酸」＝1：2：1，這是非常優秀的脂肪酸比例，對於心血管及免疫能力的調節都有幫助，唯一要注意的是，最好能挑選零污染的鮭魚來源，目前坊間有專門幫漁獲做重金屬檢測的賣店，價錢雖然較貴，但大家吃起來會比較安心一點。

在此提醒大家，不管吃哪種肉類，烹調方式要特別注意，最不健康的方式就是燒烤及油炸，高溫的方式會使一些胺基酸轉變成致癌物質，因此，盡量用蒸、煮、滷、燉的方式來烹調肉類。此外，加工的肉製品也應該少吃，如香腸、火腿、熱狗、培根、肉乾等都應該減少食用。

◎ 紅肉與白肉比一比

類別	一份 熟食 （30克）	熱量 （Kcal）	蛋白質 （g）	飽和 脂肪酸 （g）	單元不飽 和脂肪酸 （g）	多元不飽 和脂肪酸 （g）	膽固醇 （mg）	鐵 （mg）
紅肉類	牛肉（五花）	84.9	7.8	2.21	2.63	0.16	27.4	0.72
	牛肉（瘦）	51.8	9.1	0.45	0.60	0.06	19.1	0.75
	豬肉（五花）	113.4	7.4	3.36	4.12	0.71	36.0	0.42
	豬肉（瘦）	64.4	9.0	1.00	1.36	0.26	28.8	0.34
	羊肉（五花）	109.8	6.5	3.90	3.83	0.66	29.5	0.49
	羊肉（瘦）	58.3	8.7	0.84	1.04	0.16	27.4	0.65
白肉類	鱈魚	32.0	7.0	0.03	0.032	0.10	14.0	0.1
	紅鮭魚	66.1	8.4	0.59	1.62	0.74	26.6	0.17
	水漬鮪魚	39.0	7.2	0.24	0.24	0.34	13.0	0.30
	去皮雞胸肉	51.0	9.6	0.30	0.37	0.24	26.3	0.32
	去皮鴨肉	60.3	7.0	1.25	1.11	0.43	26.7	0.81

➕健康小叮嚀

1. 平時應減少紅肉的攝食量，建議成人盡量控制紅肉每日不要超過所有蛋白質食物的六分之一。

2. 所有肉類的烹煮方式，建議以蒸、煮、滷、燉的方式來烹調；盡量避免用燒烤或油炸的方式。

3. 加工的肉製品如香腸、火腿、熱狗、培根、肉乾等都應該少吃。

常吃烤肉容易致癌？

　　一家烤肉萬家香，但焦焦的烤肉吃進肚子可是會致癌的！不過只要掌握幾個烤肉的原則，也可以烤得開心又吃得健康：不要用木炭烤肉、不吃烤焦的部位、盡量不要選用魚類，尤其是魷魚或魚乾；可以將烤肉包上鋁箔紙，搭配蔥類蔬菜或是蘿蔓生菜，保證會有截然不同的美味，並多喝蔬果汁或是綠茶，平衡吃了太多肉而過酸的體質。

你吃對營養了嗎？

燒肉烤焦更美味？

　　某日朋友生日，在他家的院子舉辦「烤肉party」，大家興致勃勃地生火、烤肉，火越生越旺，大家的心情也跟著興奮起來，有人在一旁吶喊著：「烤肉用的肉要帶點油才嫩，但是大家不要怕太油，我們用火將肉烤焦一點，讓油滴下來，火不但會比較旺，而且肉也不會太油，這種烤肉最好吃了！」接著有人很熱心地拿了一塊有點烤焦的肉給我，外面還夾了一塊土司，並催促著我要趁熱吃，但是，我望著那塊肉遲遲不敢動口……

這樣吃才營養！

烤焦肉＝致癌物！

　　根據研究指出，當食物中的油脂滴在木炭上時，不但使木炭溫度更高，產生的燻煙中會含有「多環芳香族」的化合物，根據動物實驗證實，的確是具有致癌性，對於處理不當的煙燻牛排中，也被檢測出許多「環芳香族」的致癌物質。所以，愛吃烤肉的人，要多注意烤肉的細節。

◎ 8個健康烤肉觀念

其實只要用對方式以及食材，烤肉一樣可以吃得很健康！

●**不要用木炭烤肉**：木炭燃燒的煙霧中，包含會傷害心肺功能的懸浮微粒與致癌物多環芳香烴（PAH），此種物質會引發基因或染色體突變，而且木炭中含天然氯，可能燃燒出戴奧辛，對人體不利，所以，烤肉應改用瓦斯爐或是電磁爐。

●**用木炭烤肉時請用鋁箔紙**：烤肉時請用鋁箔紙，可以隔絕木炭燃燒時產生的致癌物，而且肉比較不會烤焦。另外要特別注意，若使用鋁箔紙時，烤肉的食材不要先用醬料醃過，因為酸性的醬料會侵蝕鋁箔紙，使鋁箔紙溶出對身體有害的物質，所以，用鋁箔紙烤肉時，應先烤好肉再刷上醬料。而鋁箔紙有光面及霧面兩面，霧面較易吸熱，應將霧面朝向光熱處，才會發揮效果，肉才容易烤熟。

●**不用鋁箔紙時，不要烤五花肉或是肥肉**：如果你喜歡用木炭烤肉，又不選用鋁箔紙，千萬不要選用烤五花肉或是肥肉當食材，因為當油脂滴在木炭上時，會使木炭溫度更高，產生的燻煙中含有「多環芳香族」的化合物，這些化合物經過無數的動物實驗證實，的確具有致癌危險性。

●**最好不要選用魚類，尤其是魷魚或魚乾**：日本國立癌症研究中心曾經有系統調查加熱處理的食品，結果發現當烹調的溫度超過攝氏250度時，魚肉中會有致癌物質出現，主要原因是魚肉中的蛋白質加熱後，可生成強力的突變原物質，而當烹飪的溫度達攝氏300度時，幾乎所有蛋白質的物質如豆類、豆腐、魚類、雞蛋、魚類、肉類等都有致癌物質出現。

●**烤焦的部位一定不能吃**：千萬不要故意把肉烤得很焦再吃，因為，烤焦的部分，其蛋白質已過度受熱了，非常容易形成致癌物質！

●**烤肉時最好與甜椒、大蒜、洋蔥、青蔥一起烤**：這些蔬菜具有相當高的抗氧化物質及特殊的氣味，主要是因為它們含有許多有機的硫化物，能使體內排除致癌物質的酵素活性增加，減少罹患癌症的機率。

尤其是烤香腸、臘肉或火腿時，更應該加入這些蔬菜一起烤，因為我們的腸胃道中，存在一些特殊的細菌，會將香腸、臘肉中的硝酸鹽轉變為亞硝酸鹽，而亞硝酸鹽很容易在胃部的酸性環境下，與蛋白質形成致癌的亞硝酸胺，並特別容易引發胃癌的發生；而蔥類蔬菜中的含硫化合物，可以抑制腸胃道中的細菌將硝酸鹽轉換成亞硝酸鹽，進而阻斷後續的致癌過程。

●**用蘿蔓生菜夾烤肉串**：很多人習慣用土司來夾烤肉一起吃，我建議下次大家可以用蘿蔓生菜葉夾烤肉串一起吃，那滋味更是出色，完全吃不出烤肉的油膩，更增加健康的元素。

●**烤肉時配上綠茶或蔬果汁**：很多人習慣吃烤肉要配可樂才夠勁，其實，大量的肉配上可樂，會讓身體的酸度太高，如果經常這樣吃，很容易讓骨質流失。建議大家在吃烤肉食，不妨改喝綠茶或是蔬果汁，不但可以增加體內的抗氧化力，也能平衡一下吃太多肉造成的過酸體質。

◎ 烤肉時可能產生的有害物質

食物種類	食物中改變的成分	高溫燒烤所產生的毒素	對身體的傷害
魚類、魷魚、秋刀魚、貝類	蛋白質類	異環胺等	致癌
五花肉、肥肉	油脂類	多環碳氫化合物（PAH）等	致癌
香腸、臘肉、火腿、熱狗	硝酸鹽	亞硝酸胺	致癌
玉米、麵包	澱粉類	丙烯胺（AL）等	致癌及突變

※參考來源：http://www.greencross.org.tw/food&disease/BBQ%20and%20toxin.htm

✚健康小叮嚀
　烤肉一定要在通風的地方，若在室內又無強力的排煙系統，烤肉燒炭時，會發生無色、無味、無臭的劇毒一氧化碳；烤肉時，因油脂加熱會有多環碳氫化合物（PAH）的煙霧發生，吸入這些氣體，會對身體產生毒害。

不當的飲食
會誘發癌症？

現在人飲食越來越精緻化，實在不是一件好事，尤其處處充滿高油、高糖及各式加工食品，對健康埋下不定時炸彈。雖然，飲食不是「引起」癌症的主要因子，但是，飲食絕對是決定要「促進」或是「抑制」癌症細胞要不要作怪的主要原因，因此，好好培養良好的飲食習慣，絕對能遠離癌症。

你吃對營養了嗎？

不當的飲食會促進癌症？

對於癌症這件事的看法，我遇過兩種極端的人，一種就是覺得反正得什麼病都是命中注定，隨便怎麼吃都無所謂，抱著「寧可吃到死，也不願死了沒得吃」的態度；另一種人是覺得只要小心，一定可以避免得到癌症，所以，這個也不敢吃，那個也不敢吃，搞得整天緊張兮兮，無法過日子。其實，要說不當的飲食會「引起」癌症有點太嚴重，但是，不當的飲食絕對會「促進」癌症的發生。

這樣吃才營養！

避免激發隱性的癌症基因

每個人真的是有不同的基因存在身體中，運氣好的人得到了一副好基因，就算飲食再不正常，也不會得癌症；有的人真的運氣比較不好，遺

傳到一些癌症基因，真的就比較容易得癌症。但是，目前的科學還無法完全解密我們的基因密碼，所以，還是要好好對待自己的身體，這樣就算不幸遺傳到癌症基因，只要不刺激它，癌症不一定會發作，這個癌症基因會隱藏在身體中一輩子；相反的，如果本身遺傳到癌症基因，又因為一些外來物質造成基因突變，此時，不正確的飲食就是會「促進」癌症基因的表現。

◎ 預防癌症的10個飲食觀

　　因此，我們必須要有一些預防癌症的正確飲食概念，讓癌細胞沒有作怪的機會。

● **少吃燒烤、煙燻的食品**：燒烤或煙燻都是很不健康的烹調方式，當肥肉的油脂滴到木炭遇熱時，會有芳香的多環碳氫化合物(PAH）的煙霧發生，再燻回烤肉上，每一片肉就會沾染一些致癌物。因此，我要在此大力鼓吹，燒烤時要用鋁箔紙包起來烤，否則就是不要使用木炭，而改用瓦斯爐或是電磁爐燒烤。

● **少吃高溫油炸食品**：大家都知道重複油炸會劣變，而這些油脂是否會致癌？這個問題是大家所關心的，曾經有學者用大豆油以攝氏182度連續油炸洋芋60個小時，之後將此炸油以15％的比例拌到飼料中，另外一組飼料，乃是以相同比例、未經油炸的新鮮大豆油，拌到飼料中做對照組，將此兩種飼料分別飼養兩組實驗幼鼠，每組各含100隻，餵養兩年後比較兩組老鼠之存活率及罹患腫瘤的程度。

實驗結果顯示，炸油組老鼠的存活率與對照組相當，而且，炸油組並未比對照組罹患更多的腫瘤。由此實驗結果推論，油脂經高溫油炸後所產生的劣變物質似乎不會直接引發癌症，然而此種結果並不等於暗示我們可以放心的吃油炸食品。

筆者曾經以化學物質先誘發實驗雌鼠乳腺腫瘤，於腫瘤生成之促進期，餵食老鼠含炸油的飼料及含新鮮油的飼料240天，觀察比較兩組腫瘤生

成之狀況，以了解炸油飲食是否會促進老鼠乳腺腫瘤之影響。結果發現，餵食炸油飼料之老鼠無論其腫瘤發生率、腫瘤之個數，或是腫瘤之大小均高於對照組。

綜觀上述研究，我們可以做一個推論，雖然油炸飲食並不至於直接引發癌症，但是如果我們體內已經存在有致癌因子，或是已有癌症發生，此時若常常吃油炸飲食，可能會促進癌症的發生，或加重癌症的病程。

●**少吃醃製食品**：香腸、火腿、熱狗、臘肉、培根等食品，其特殊的風味及保有美麗的紅色或粉紅色，是因為這些肉類在加工的過程中放了「硝酸鹽」這種保色劑，主要是用來抑制肉毒桿菌的生長，使這些食品能被安心的儲存、運送，不至於因為離開冷藏保存而造成致死的食物中毒。

但是硝酸鹽在儲存、烹飪或進入人體後，都可能轉變成「亞硝酸鹽」，而「亞硝酸鹽」容易與含「胺類」的食物（如魚、肉類）在胃中形成「亞硝胺」。而「亞硝胺」已被證實為很強的致癌物質，進入體內將會對健康造成極大的威脅。

根據研究顯示，當油炸的溫度達攝氏170度時，會讓醃製肉品中的亞硝胺形成量達到最高，換句話說，就是油炸或是燒烤會加速亞硝胺的形成，因此，當我們在烹煮這些醃製肉類時，應避免採用油炸或燒烤的方式。

●**不吃發霉的食物**：由於台灣是海島型氣候，一年四季常處於濕熱的狀況，使許多農作物在儲放時會有發霉的現象，尤其是花生及玉米更是容易被黃麴黴菌所汙染，而黃麴黴菌會分泌致癌性很強的「黃麴毒素」。而許多的動物實驗中已經證明，黃麴毒素可以引發動物的腫瘤。流行病學的資料顯示，在亞洲、非洲某些花生消耗量較大的地區，其原發性肝癌之發病率也會增加。因此，推測黃麴毒素的攝取量與肝癌發病率是相平行的。

事實上，人體並非如此脆弱，一吃到黃麴毒素就會得肝癌，因為正常的肝臟解毒系統能代謝、移除黃麴毒素。然而很不幸的，有研究發現，將

近一半的華人其肝臟無法有效的解毒黃麴毒素，這是一種先天性遺傳的缺陷，無法藉由後天努力而矯正，因此，這些人若不慎吃了黃麴毒素汙染的食物，則較容易得到肝癌。這也是為什麼中國大陸及台灣地區肝癌的發生率居世界之首的重要原因之一。所以，還是盡量少吃花生、花生製品以及發霉的玉米。

●**少吃加工食品**：有太多的食品添加物可以放入加工食品中，如反式脂肪酸、食用色素、防腐劑、甜味劑、保色劑等，每一種都對身體健康有影響，雖然目前市面上的加工食品中，所放的食品添加物的量都是在衛生署許可範圍內，但是，長期吃這些加工食品，對身體是一種負擔，我鼓勵大家應多吃自己烹煮的生鮮食材。

●**少吃精緻甜食**：甜食對許多人而言具有無法抗拒之魅力，加上坊間所賣的甜食越來越精緻，面對這些色、香、味俱全的甜點，不得不食指大動。或許這些甜食實在太吸引人了，連「癌症細胞」都難以抗拒，而且它貪吃的程度遠超過「正常細胞」。這些「癌症貪吃鬼」會和正常細胞爭食甜食，而且越甜越好，它們吃甜食除了滿足自己的口腹之慾外，更是利用甜食中的糖類來製造一些自身遺傳物質的材料，使自己能不斷的分裂、生長，所以，當我們吃得越甜時，癌症細胞就會長得越好。因此，少吃精緻的甜食，也是遠離癌症的一種飲食方式。

●**多吃蔬菜水果**：蔬菜水果含有豐富的維生素、礦物質、纖維素，更重要的是蔬果中還有豐富的植化素，能幫助我們人體增加免疫能力、激發解毒酵素、強化抗氧化系統；這些蔬果中優秀的植化素，是幫助我們對抗癌症細胞優秀的飲食元素，然而這些植化素常常是存在於蔬果的皮、渣、籽之中，因此，建議大家吃蔬果時，最好洗乾淨連皮一起吃，並且注重黃、綠、紅、白、紫五色蔬果的均衡攝取。

●**多吃五穀雜糧**：現代人的飲食都太精緻化，很多家庭還是精白米為主，其實白米算是把很多營養成分都「脫」掉的米，建議大家可以換成五穀米或是十穀米，不但含有比較多的纖維，還含有比較多的維生素B群，

這些纖維及營養素都是防癌的重要功臣。

●**多喝好水**：每天養成多喝水的習慣，因為水是身體細胞一切代謝的基質，多喝水能夠加強新陳代謝，加速毒素的排除，降低癌症的發生。

●**少喝酒、不抽菸**：香菸在燃燒的過程中，會產生一種「焦煤油」，而這種焦煤油含有多環芳烴類之化合物，已被科學家證明是一種致癌物質。美國曾經做過大規模的研究調查，流行病學專家利用三年的時間觀察「抽菸」與「不抽菸」兩個族群，他們各種疾病的死亡率，結果發現抽菸的族群中，死於肺癌的人數為非抽菸族群的9倍，可見抽菸的確是導致肺癌的危險因子。

　　大家或許非常清楚抽菸與肺癌的關係，但是，一定有許多人不知道，還有許多其他癌症的發生與抽菸有關，根據研究顯示，引起癌症發生的原因，有百分之三十與抽菸有密切的關係。目前為止，可能大家對於這個數據還是沒有任何感覺，但由以下本國流行病學專家所提出的數據，大家應有所警覺才對：此研究是比較「每天抽一包菸以上的族群」與「未抽菸的族群」其罹患癌症的危險度，發現「每天抽一包菸以上之族群」罹患口腔癌的危險度，為「未抽菸之族群」的16倍，而其罹患鼻咽癌、食道癌、胃癌、肝癌、肺癌的危險度，分別為對照組的2倍、3.3倍、2倍、2.5倍及7倍。

　　由此可見，抽菸的確是一種慢性自殺的行為，千萬不要再為抽菸的行為找藉口了，不要讓自己的生命隨著一口一口的煙圈慢慢的消逝。

　　其實，飲食是一種習慣，也是一種態度，如果我們好好的對待自己的身體，癌症細胞不會太蠢蠢欲動，不要太刺激這些細胞，相信絕大部分的人還是會健健康康的。

◎ 促發與預防癌症的飲食習慣

癌症型態	促進發生之飲食習慣	預防發生的飲食習慣
口腔癌	酒、吸菸、檳榔	多攝食含豐富維生素A的食物，如深綠色、橘黃色蔬果
鼻咽癌	抽菸、常吃醃漬食品	豐富蛋白質
食道癌	抽菸、喝酒，或喜歡吃很燙的食物，或是喜歡吃醃製、發黴的食品	多攝食含豐富鐵質的食物，或含維生素A、維生素C的蔬果，如柑橘類
胃癌	味道太重、醃漬、煙燻、油炸物、含動物油脂太高等食物	多攝食含維生素A及維生素C的食物，如柑橘類水果，十字花科蔬菜、乳製品、大蒜、洋蔥、茄子
肝癌	抽菸、喝酒，或吃了發黴的穀類、花生等。	多吃含硫的食物，如海鮮類的蛤仔，以及大量的五色蔬果
膽囊癌	油炸飲食或是含油量高的食物	低油飲食，減少攝食油炸食品
胰臟癌	太多的脂肪、糖、咖啡、酒類或是肉類	多吃蔬菜、深海魚，如鮭魚
結腸、直腸癌	太多的油脂、肉類、膽固醇，或飲食太精緻化	多吃纖維素含量高的飲食，如糙米，減少油脂的攝取，增加食用豆類食品及十字花科的蔬菜、深海魚、脫脂奶
乳癌	高脂肪量、多肉類、高飽和脂肪、高膽固醇的飲食	減少油脂及肉類的攝取，並多吃豆類食品及十字花科的蔬菜
子宮內膜癌	過多的脂肪及肉類	飲食中應多增加纖維素及維生素的攝取，多吃十字花科蔬菜
膀胱癌	吃過多加工食物、少喝水、（染髮）	多食十字花科蔬菜、蒜科蔬菜、綠茶
肺癌	抽菸、二手煙、少吃蔬果	多吃含茄紅素的蔬果，如甜椒、番茄、西瓜，十字花科蔬菜，以及富含維生素C、A的蔬果
前列腺癌	高動物油脂、多糖、辛辣食物、吸菸、飲酒（啤酒）、燒烤食物	多吃薑黃素食物，如咖哩、花椰菜、茄紅素食物，如紅番茄、深海魚、豆類

➕健康小叮嚀

1. 應養成全身健康檢查的習慣，癌症越早發現治癒率越高。

2. 多吃「黃綠紅白紫」五色蔬果，是遠離癌症的不二法門，分量方面，小孩要吃五份，女性要吃七份，男性則要吃九份，每份約一個拳頭大小。

2-2
心血管疾病

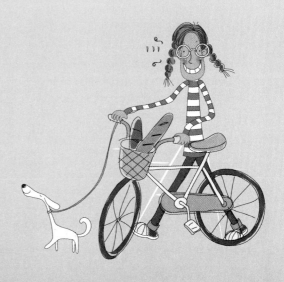

膽固醇高的人不能吃海鮮？

　　影響膽固醇的因素有很多，遺傳性的因素是我們無法控制的，但我們可以從調整飲食習慣來著手。食物中的飽和脂肪酸和反式脂肪酸，都是會讓血中膽固醇增加的物質。檢視食物中的CSI值，可避免吃進過量的膽固醇；而多吃穀類、蔬菜水果，其中的纖維素、植化素皆能助於降低膽固醇。

你吃對營養了嗎？

膽固醇都在海鮮裡？

　　之前去參加朋友在高級海鮮餐廳舉辦的囍宴，坐在我旁邊的一位婆婆，整個晚上都在抱怨，她這個也不能吃，那個也不能吃！因為她膽固醇過高，所以都不敢碰海鮮。但很有趣的是，當餐廳上了一道燉蹄膀時，這位婆婆倒是夾了很大一塊，還有，這位婆婆特別愛吃甜點的芋頭酥，一吃就是好多塊。

　　後來，婆婆知道我是學營養的，就很哀怨的問我：「我幾乎什麼海鮮都不吃了，怎麼膽固醇還是很高？」其實，我還認識一些人，根本都已經吃素了，但是膽固醇還是高！這都是大家對食物的認識不夠，認為我們的膽固醇上升，都是海鮮惹的禍，特別以為所有食物中的膽固醇都在海鮮裡，造成不吃海鮮膽固醇就會下降的假象！

解開膽固醇的密碼

其實，影響我們血中膽固醇的因素很多，包括家族遺傳、年齡、性別、體重、運動量、飲食習慣，其中遺傳、年齡、性別不是我們能控制的，但是，體重、運動量、飲食習慣是我們可以改善的。我們要知道，影響血中膽固醇的，不是只有食物中的膽固醇，食物中的「飽和脂肪酸」以及「反式脂肪酸」更是會讓血中膽固醇增加的物質；還有，要特別注意飲食中的「纖維素」夠不夠？幫助降低膽固醇的「植化素」夠不夠？

◎ 認識「膽固醇」、「飽和脂肪酸」和「反式脂肪」

想要有效控制我們的膽固醇，就要學習認識食物中的「膽固醇」、「飽和脂肪酸」以及「反式脂肪」。只要把握住原則，選擇低「膽固醇」、低「飽和脂肪酸」以及低「反式脂肪」的食物，絕對可以幫助降低膽固醇以及預防心血管疾病。

首先，我們把食物分做「天然食物」及「加工食品」兩類來討論。

● **天然食物中的「膽固醇」及「飽和脂肪酸」**：基本上天然的食物所存在的「反式脂肪酸」相當低，因此，我們優先要考慮它的「膽固醇」及「飽和脂肪酸」的量。在傳統的觀念裡，會覺得食物的膽固醇是影響血液中膽固醇的最大因子，後來發現食物中的「飽和脂肪酸」影響力甚至高過膽固醇本身，後來為了綜合「膽固醇」及「飽和脂肪酸」的影響力，會以CSI（膽固醇、飽和脂肪酸指數；Cholesterol Saturated Fat Index）值的高低來評估食物對血液膽固醇的影響力；我們通常會以3.5盎司（100公克）的食物中的「膽固醇」及「飽和脂肪酸」的量來計算CSI（CSI＝〔1.01×飽和脂肪酸的量（g）〕＋〔0.05×膽固醇的量（mg）〕）。

通常CSI值越高的食物，越容易使血中膽固醇升高，所以，從營養分析的表中可以知道，同樣重量的海鮮類，讓血中膽固醇增加的程度並不會比肥肉來得高。其實，大部分的魚類都不會讓膽固醇上升，比較需要忌口的海鮮類有魷魚絲、蟹類及花枝，而傳說中高膽固醇不能吃的食物如蝦子、牡蠣等，如果酌量吃一些，也不用太擔心。

而肉類只要是有油花的、帶皮的，其中的CSI值都高。因此，若膽固醇高者，一定要選擇瘦肉，家禽類則要去皮。而內臟類大部分的CSI值也很高，但豬肚、豬心或豬血若酌量吃一點也沒有大礙，不必太緊張。像一顆雞蛋大概55克，所提供的CSI值約12.6，跟100克的小豬排的CSI值差不多，所以若是膽固醇高的人，吃蛋的量及頻率要控制，尤其是蛋黃，最好一星期不要超過三個，而蛋白則不需要限制。

此外，用來烹飪的油也需要特別注意，動物性油脂如豬油、奶油CSI值很高，所以膽固醇高的人烹飪不要用動物性油脂；而植物性油脂雖然不含膽固醇，但是像椰子油、棕櫚油的飽和度很高，膽固醇高的人也要少吃。雖然我們平常不會用椰子油、棕櫚油來烹飪，但是有許多加工食物如餅乾、零食都含有這些油脂，應盡量減少食用；尤其是很多餅乾標示含棕櫚油，其實是放「氫化的棕櫚油」，這是一種更糟的油脂，會讓我們血中膽固醇增加得更多。

至於「植物性奶油」，很多人在它溫和的名稱下誤入陷阱，以為「植物性」的比較健康，這根本是錯誤的觀念，植物油會變成固體的奶油狀就是經過「氫化」的步驟，很容易產生反式脂肪酸，這是一個心血管的殺手，一定要少碰為妙。

● **加工食品中的「膽固醇」、「飽和脂肪酸」及「反式脂肪酸」**：前一段已經提到天然食品選擇的大概原則，但是，不是這樣就可以完全了解如何降低膽固醇，因為現在的加工食品實在太多，我們一定要學會看食品的「營養標示」，才能了解這些食品中的「膽固醇」、「飽和脂肪酸」及「反式脂肪酸」。

我們會發現從國外進口的食物，營養標示中有「膽固醇」含量這一項，而國內的食品並沒有被硬性規定標示「膽固醇」含量，使我們無從得到資訊。所以，在選擇加工食品時，若是拿到兩種類似的食物，請選擇「飽和脂肪酸」含量較低；而「反式脂肪酸」的含量請選擇「0」的食物比較好。

其實，有很多吃素的人膽固醇高，是因為吃到太多含「反式脂肪酸」的加工食品，像一些糕點、尤其是油酥皮類或是油炸的素料，都會用植物性奶油去處理，而且這些東西偏偏都是沒有加包裝的，因此也看不到營養標示。總之，膽固醇過高的人，盡量少吃加工食品，多吃一些由新鮮食物烹飪的菜餚，又美味又健康。

◎ 多吃穀類、蔬菜、水果

　　植物性的食物原本就不含膽固醇，而且含有很多會降低膽固醇的寶物，像燕麥含有豐富水溶性纖維以及 β-聚葡萄糖，對於降低膽固醇或是控制血糖，都是非常棒的食物。而薏仁所含的脂肪酸多是單元不飽和脂肪酸，所含的膳食纖維也不少，因此對於降低膽固醇、增加高密度膽固醇（HDL-C，好的膽固醇）、血糖的穩定都有很好的效果。像四季豆有 β-麥胚固醇能在腸道中阻礙膽固醇被吸收，也能降低膽固醇喔！還有像茄子中的果膠、皂素，也都能降低膽固醇。總之，每天多吃穀類、蔬菜、水果，絕對有助降低膽固醇！

◎ 天然食品中脂肪酸、膽固醇的含量分析

魚貝類				
分量：100克（約3.5盎司）	飽和脂肪酸（g）	單元不飽和脂肪酸（g）	多元不飽和脂肪酸（g）	膽固醇（mg）	CSI
魷魚絲	0.52	0.13	0.85	330.00	17.02
紅蟳	1.76	0.87	0.98	296.00	16.57
花枝	0.10	0.02	0.17	203.00	10.25
蝦仁	0.10	0.07	0.14	169.00	8.55
草蝦	0.26	0.20	0.25	157.00	8.11
鮭魚	3.36	8.84	3.91	88.60	7.83
鯧魚	2.61	2.95	1.14	66.00	5.94
鱈魚	2.39	8.41	0.70	46.00	4.72
龍蝦	0.02	0.03	0.05	86.00	4.32
吻仔魚	0.23	0.08	0.29	63.00	3.38
文蜆	0.61	0.38	0.41	55.00	3.37
牡蠣（蚵仔）	0.58	0.34	0.67	51.00	3.14
鮑魚	0.03	0.01	0.06	59.00	2.98
鮪魚	0.03	0.02	0.05	32.00	1.63

肉類				
分量：100克（約3.5盎司）	飽和脂肪酸（g）	單元不飽和脂肪酸（g）	多元不飽和脂肪酸（g）	膽固醇（mg）	CSI
牛小排	15.98	20.62	1.09	67.00	19.49
五花肉（豬）	13.96	16.76	6.15	66.00	17.40
牛肉條	10.89	8.20	0.23	64.00	14.20
小排（豬）	7.51	8.79	2.70	73.00	11.24
豬腳	4.53	7.96	1.92	127.00	10.93
二節翅（肉雞）	4.72	7.46	5.02	102.00	9.87
羊肉	6.60	5.78	0.64	24.00	7.86
鵝肉	3.48	7.29	2.62	71.00	7.07
牛腿肉	2.91	2.16	0.13	60.00	5.94
鴨肉	0.74	0.77	0.89	93.00	5.40
豬前腿瘦肉	1.24	1.39	0.57	71.00	4.80
火雞	2.08	2.03	1.49	54.00	4.80
雞胸肉（肉雞）	0.34	0.34	0.22	72.00	3.94

內臟類				
分量：100克（約3.5盎司）	飽和脂肪酸（g）	單元不飽和脂肪酸（g）	多元不飽和脂肪酸（g）	膽固醇（mg）	CSI
豬腦	3.67	3.22	1.80	2075.00	107.46
豬大腸	10.84	7.73	1.82	112.00	16.55
豬小腸	6.17	2.12	0.42	199.00	16.18
豬肝	1.44	3.17	0.69	260.00	14.45

內臟類					
分量：100克（約3.5盎司）	飽和脂肪酸（g）	單元不飽和脂肪酸（g）	多元不飽和脂肪酸（g）	膽固醇（mg）	CSI
豬腰	0.50	0.78	0.52	267.00	13.86
豬舌	4.27	5.31	1.51	105.00	9.56
牛肚	1.35	0.93	0.12	134.00	8.06
豬肚	3.74	4.96	2.11	68.00	7.18
豬心	2.93	2.52	0.84	44.00	5.16
鴨血	0.24	0.16	0.10	38.00	2.14
豬血	0.24	0.17	0.20	54.00	2.94
蛋類					
分量：100克（約3.5盎司）	飽和脂肪酸（g）	單元不飽和脂肪酸（g）	多元不飽和脂肪酸（g）	膽固醇（mg）	CSI
鹹鴨蛋黃	15.48	26.33	8.58	1878.00	109.54
鴨蛋黃	10.00	15.43	5.36	1220.00	71.10
雞蛋黃	10.64	12.51	6.15	1131.00	67.30
鵪鶉蛋	4.80	6.25	1.85	600.00	34.85
鹹鴨蛋	4.07	6.04	2.20	514.00	29.81
雞蛋	3.54	4.85	1.51	433.00	25.22
皮蛋	2.28	3.69	1.23	351.00	19.85
鴿蛋	1.52	3.37	0.81	303.00	16.69
雞蛋白	0.00	0.00	0.00	0.00	0.00
鴨蛋白	0.00	0.00	0.00	0.00	0.00
油類					
分量：100克（約3.5盎司）	飽和脂肪酸（g）	單元不飽和脂肪酸（g）	多元不飽和脂肪酸（g）	膽固醇（mg）	CSI
椰子油	89.65	8.06	1.68	0	90.55
動物性奶油	52.39	17.51	1.899	197	62.77
豬油	39.30	44.46	16.15	102	44.79
植物性奶油	56.41	35.60	7.88	0	56.98
棕櫚油	35.08	49.64	15.16	0	35.44
花生油	22.66	40.57	36.65	0	22.88
橄欖油	16.23	72.78	10.89	0	16.40
大豆沙拉油	11.95	17.32	46.93	0	12.07
紅花籽油	11.22	18.39	70.27	0	11.33
葡萄籽油	10.76	18.52	70.62	0	10.87
苦茶油	10.52	82.43	6.95	0	10.62
芥菜油	6.67	62.46	30.77	0	6.74

✚ 健康小叮嚀

膽固醇較高的人不要吃油脂含量高的肉類，吃家禽類要去皮，並非所有海鮮類都不能吃，大部分的魚類是安全的，但魷魚、花枝、蟹類則應少吃。內臟也要少吃，蛋黃一週不要超過三個。宜選擇單元不飽和脂肪酸比例較高的油來烹飪。

紅麴製品可降低膽固醇？

紅麴是目前熱門的保健產品，但是，真正有降低膽固醇功效的是「紅麴菌素K」（Monacolin K）這個成分，因此，一般含有紅麴的食品，不見得有降低膽固醇的功效；若要降低膽固醇最好是選擇「紅麴膠囊」，但是，服用紅麴膠囊時有許多必須注意的事項，消費者不能不知道！

你吃對營養了嗎？

多吃紅麴餅乾可以降低膽固醇？

前一陣子我看到朋友一箱一箱搶購紅麴餅乾，他很好心地送我幾盒，我好奇地問他：「為什麼要買那麼多？」他說因為這種餅乾很好吃，而且他的膽固醇偏高，聽說紅麴可以降低膽固醇，這樣子他就可以既享受美味又降低膽固醇。為了謝謝他，我趕緊吃了一下，味道的確不錯，但我還是忍不住澆了他冷水，叫他不要以為只要是放「紅麴」的製品都會降低膽固醇，不然一直吃餅乾，膽固醇可能沒降，反而體重、三酸甘油酯還會上升呢！

紅麴菌素K才是功臣

自從發現紅麴的某些成分可以降低膽固醇後，許多產品就搭了順風車，加上一點紅麴就多了養生的感覺，餅乾、麵條、水餃，甚至連牛軋糖都可以加上紅麴。其實，這些產品本身都沒問題，問題是出在消費者的認知！

就真的有些人誤認為，只要加「紅麴」就會降低膽固醇，這就大錯特錯了。大家要知道，其實紅麴會有降低膽固醇的功效，是因為它含有一種「紅麴菌素K」（Monacolin K）的成分，這種成分可以抑制膽固醇在合成過程時，一種酵素（HMG CoA reductase）的活性，所以可以降低壞的膽固醇（LDL-C，低密度脂蛋白膽固醇），進而能減少心血管疾病。所以，如果你的目的是要降低膽固醇，一定要確定購買的產品是不是有足量的「紅麴菌素K」。

◎ 食用紅麴製品的要點

一般消費者對於是否含足量的「紅麴菌素K」根本無從判斷，建議大家要買真正能降低膽固醇的保健產品時，認明「健康食品」的小綠人標章，因為，只要取得小綠人標章，就是政府幫我們認定真正具有功效的產品。

但是，並不是所有膽固醇高的人，都適合吃紅麴膠囊或是其他型態的保健食品，就讓我們來討論一下吃這些保健食品前要注意什麼事項：

● **孕婦、手術前後的人不能吃紅麴膠囊**：明朝李時珍所著的《本草綱目》中就有提到，紅麴具有活血的效果，若是孕婦或手術前後的人吃了，小心會出血。

●**肝腎不好的人少吃紅麴膠囊**：紅麴在發酵的過程中，有些品種偶爾會產
  生一種橘黴素（citrinin），這種毒素對人體或動物的肝及腎有害，但是
  目前政府並沒有對紅麴產品所含的橘黴素特別做監測；所以，建議肝腎
  不好的人，如果又膽固醇過高的話，還是由飲食好好做控制，或是服用
  醫師所開的處方藥。

  此外，也不要自製紅麴醬，在不專業的環境下發酵，很容易污染、長
  霉，或是產生許多橘黴素，千萬不要為了要養生反而失去健康。

●**紅麴膠囊不可吃過量**：買紅麴膠囊時要看清楚紅麴菌素K的劑量，一般
  而言，如果你的膽固醇只是偏高未超過200 mg／dl，一天紅麴菌素K的劑
  量不要超過10～15毫克；如果血中膽固醇濃度超過200 mg／dl的人，一
  天則可以攝取紅麴菌素K的劑量約15～25毫克；但是要注意，每日紅麴
  菌素K不要超過25毫克，因為太多的膽固醇被抑制，會影響一些荷爾蒙
  的合成。

●**服用抗凝血劑的人**：紅麴會延長凝血的時間，有服用任何抗凝血劑如
  Wafarin或Aspirin的人，如果要服用紅麴時一定要和醫師討論，是否要調
  整抗凝血劑的藥量，否則會怕凝血時間過長，萬一有傷口還會出血不
  止。

●**服用降血脂藥的人**：如果你已經有在吃降血脂的藥（如statin），不要再
  自行購買紅麴藥物一起服用，因為紅麴膠囊中含有和降血脂藥類似的成
  分，兩種一起服用時會加強藥效，也怕傷到肝臟和腎臟。

●**抗氧化能力不足的人**：有研究指出，長期吃紅麴會降低人體的抗氧化能
  力，因此建議若有吃紅麴膠囊時，可以多吃一些抗氧化的蔬果，如地瓜
  葉、花椰菜、甜椒、酪梨、藍莓、紅石榴等。

●**服用紅麴前後不可喝葡萄柚汁**：和許多降血壓藥物或是心血管的藥物一
  樣，在服用紅麴膠囊前後一個小時，不要喝葡萄柚汁或是吃葡萄柚，因
  為，葡萄柚會去抑制肝臟中代謝紅麴的酵素，讓藥物濃度過高。

總之，目前市面上太多有加紅麴的食品，大家真的把他們當做一般食品就好，若真的要降低膽固醇，還是要選用有健康食品認證的紅麴膠囊。此外，飲食與運動也是非常重要，有時候只要飲食控制，膽固醇就會降下來了，根本也不需要吃到紅麴膠囊。

◎ 膽固醇高時建議處理方式

分類	數值（mg/dl）	處理方式
總膽固醇 Total Cholesterol	正常值：< 200	1.平時只需要注意食物中膽固醇的控制、多運動 2.若有接近200 mg/dl ，一天可由紅麴膠囊得到的紅麴菌素K劑量不要超過10～15毫克
	偏高：200～239	1.需要控制食物中膽固醇的攝取量及運動 2.建議多吃一點大燕麥片、薏仁、堅果類及四季豆、茄子或柑橘等蔬果 3.一天可由紅麴膠囊得到紅麴菌素K的劑量約15～25毫克 4.詢問醫師處方藥，若有服用紅麴膠囊務必告知醫師
	過高：> 240	1.需要控制食物中膽固醇的攝取量及運動 2.建議多吃一點大燕麥片、薏仁、堅果類及四季豆、茄子或柑橘等蔬果 3.此時服用醫師處方藥優先於服用紅麴膠囊
低密度脂蛋白膽固醇（ＬＤＬ-Ｃ）【又稱壞的膽固醇】	正常值：< 130	處理方式與降總膽固醇方式一樣
	偏高：130～159	處理方式與降總膽固醇方式一樣
	過高：> 160	處理方式與降總膽固醇方式一樣
高密度脂蛋白膽固醇（HDL-C）【又稱好的膽固醇】	正常值： 越高越好 男生 > 40 女生 > 50	維持良好的飲食習慣與運動習慣
	過低：< 35	1.目前沒有藥物可以有效增加HDL 2.紅酒（每天不超過180CC）、洋蔥、薏仁、蔬果可以增加HDL 3.必須把有氧運動加入生活作息中，可明顯增加HDL

➕ 健康小叮嚀
1. 目前很多醫學會已經建議要用更嚴格的角度來控制血脂：總膽固醇應小於160 mg/dl；低密度膽固醇小於100 mg/dl；三酸甘油酯應小於150 mg/dl。
2. 紅麴膠囊對於降低膽固醇（cholesterol）比較有效，魚油膠囊則是對降三酸甘油酯（TG）比較有效。

只要少吃油
就可以降「血油」？

大部分的人以為自己「血油」高，少吃一點油就對了，但是，飲食中的糖分、纖維量、食用油的型態，甚至飲酒的量都影響著膽固醇或三酸甘油酯。其實，膽固醇高或三酸甘油酯高，大多是「吃」出來的，第一個「清油」行動，一定是從飲食下手，如果只是吃藥，飲食不修正是本末倒置的行為。

你吃對營養了嗎？

不吃油為什麼血油很高？

我記得好幾年前，父親告訴我他的「血油」很高，他所說的「血油」就是「中性脂肪」，醫學名稱為「三酸甘油酯」；然而我們一般人所說的「血油」應該是包括「膽固醇」及「三酸甘油酯」，我的父親雖然膽固醇值正常，但是三酸甘油酯高達300 mg/dL，連他自己都覺得很納悶，平常都不吃肥肉、就算吃雞肉、鴨肉時，也會將皮都拔掉，愛吃的滷肉飯都戒掉了，怎麼還會「血油」高？後來我偷偷問我的母親，原來父親吃飯時都吃得很清淡，但睡覺以前會肚子餓，常常會吃一些零食像餅乾、蛋糕，而且天氣熱也喜歡喝一些啤酒。

少油、少糖、少酒

　　我想父親的問題應該是出在甜食和酒，因為一般人都以為自己吃得不油，應該「血油」不會高，但是卻不知道其實「甜食」和「酒類」在身體裡也是製造「三酸甘油酯」的高手，所以，父親除了「少吃油」做對了以外，應該還要戒掉含「簡單糖類」的甜食，並且更不能拿酒類來當飲料。

◎ 影響血油的因素

　　其實，如果不是天生體質的遺傳，百分之九十的人只要把「血油」降下來，無論是要降「膽固醇」或是「三酸甘油酯」都很容易，因為高膽固醇或高三酸甘油酯都是「吃」出來的，所以，我們可以靠改變飲食及生活習慣，一併把「膽固醇」或是「三酸甘油酯」降下來，不需要執著於只要降低膽固醇或是三酸甘油酯：成人的總膽固醇應維持在200mg/dl以下，而三酸甘油酯應維持在150mg/dl，而這些正常值會依每家檢測單位而不同，以下我們來探討一下影響這些血油的飲食因子：

●飲食中的油脂：說到油脂，我們可以分原來就存在食物中的脂肪以及烹飪的油脂，所以，必須學會選擇食物以及選擇食用油：

1. 食物中的脂肪：高「血油」的人，不管是「膽固醇高」還是「三酸甘油酯高」，都應選擇吃瘦肉，因為，動物的脂肪中含「飽和脂肪酸」很高，都會增加體內的「膽固醇」或是「三酸甘油酯」。此外，家禽類要記得去皮，以減少脂肪的攝取。每週記得至少吃兩次深海魚肉如鮭魚、鮪魚等，我個人的飲食習慣若要吃肉，多是以魚肉為主，因為魚肉的脂肪都是好的脂肪，美味又無負擔。

2. 食用油：建議選用「單元不飽和脂肪酸」高的油品烹調，如芥花油、橄欖油、苦茶油等，不要用豬油或是奶油來烹飪。

●**飲食中的糖分**：飲食中的糖分對於血中膽固醇的影響並不大，但是，對於三酸甘油酯的影響卻很大，在我這本書一直提到一個觀念，一定要減少「簡單糖類」（simple sugar）的攝取，就是要避免原來就不存在於食物的糖類，也就是外加進來的糖類如砂糖、果糖糖漿，如餅乾、蛋糕、飲料、冰淇淋等，這些甜美的滋味隱藏著痛苦的代價，如容易肥胖、三酸甘油酯高、發炎、老化，所以，甜食真的該淺嚐即止。

●**飲食中的膽固醇含量**：食物中的膽固醇含量的確會影響著血液中的膽固醇，但是，要控制膽固醇不是只看食物的膽固醇含量，要連食物的脂肪量一起看，因為，真正會影響血中膽固醇的高低和食物的CSI值有顯著的關聯。其實，如果膽固醇高的人，只要能控制自己不吃肥肉、少吃家禽皮、少吃動物內臟，並不是所有海鮮都不能碰。

●**飲食中的纖維**：飲食中的「可溶性纖維」，對於降低膽固醇確實有幫助，建議平時可以多吃一些含「可溶性纖維」的食物，如豆科植物、燕麥、水果、車前子纖維；建議一天至少要吃6～10克的可溶性纖維，而總纖維攝取量應為25～30克；要達到這種攝取量就是多吃蔬果、多吃全穀類。

●**飲食中的植化素**：蔬果中有些植化素可以降低膽固醇保護心血管，如番茄中茄紅素可以阻止膽固醇的合成；而竹筍中的植物固醇，也能有效抑制身體製造膽固醇；酪梨及玉米都含有阿魏酸，能有效降低膽固醇；茄子中所含的果膠及皂素，都能在腸道中抓住食物的膽固醇，降低膽固醇被人體吸收的機會；大蒜中的艾喬恩，本身也具備能抑制膽固醇合成的功效；四季豆中含有 β-麥胚固醇，能在腸道中阻礙食物的膽固醇被人體吸收，而且它所含的皂素也能增加膽固醇從膽汁排出的量。總之，多吃蔬果對保護血管絕對是一個法寶。

●**飲食烹調方式**：必須要控制油脂的攝取量，盡量避免油炸、油煎的食物，烹調盡量用蒸、煮、燉、滷、涼拌等方式。

●**加工食品**：加工食品中，有的糖分太高、有的放豬油、有的放奶油、有

的更恐怖放「氫化植物油」並含「反式脂肪酸」，這些都會升高我們的「膽固醇」或是「三酸甘油酯」；消費者唯一保護自己的方式，就是多用天然的食材烹煮，少吃已經加工過的食品。

●**酒精**：酒精會增加三酸甘油酯的合成，如果三酸甘油酯超過150 mg/dl的人，最好不要喝酒，低於這數值的人，如果平時要喝酒，建議喝紅葡萄酒，因為含有白藜蘆醇（resveratrol）可以增加HDL膽固醇（好的膽固醇）的濃度，並增強體內抗氧化能力。

●**咖啡**：咖啡中有咖啡油醇（cafesterol）可能會增加膽固醇，但是，咖啡油醇可以吸附在濾紙上，所以喝咖啡一定要用濾紙過濾。

●**保健食品**：

1.膽固醇高時：a.可以考慮服用紅麴
　　　　　　　　b.可以考慮服用含水溶性纖維，如車前子纖維
　　　　　　　　c.可以考慮吃大燕麥片

2.三酸甘油酯高時：可以考慮服用魚油。但是魚油不適合膽固醇高的人吃，有些膽固醇高的人吃魚油，膽固醇會更高！

其實要降「血油」真的不難，像我父親後來改變飲食習慣，我們家的桌上一定有兩盤青菜以上，肉類絕大多魚類，沒有油炸飲食，若要喝酒則小酌紅酒，少吃零食；就這樣幾年下來，我父親的驗血報告不曾出現紅字，這是他非常驕傲的成果。

◎「血油」高的飲食原則

分類	膽固醇高飲食注意原則	三酸甘油酯高飲食注意原則
奶類	宜食：低脂、脫脂的奶類或奶製品 少吃：全脂奶類及奶製品	
蛋類	宜食：蛋白 少吃：魚卵、蟹黃等，建議蛋黃一週不要超過三個	
肉類	宜食：瘦肉 少吃：肥肉、家禽的皮	
魚類	宜食：魚肉，每週至少吃兩次深海魚肉 少吃：太大型的魚，及魚的內臟、頭部、魚皮	
豆類	宜食：豆類或豆製品如豆腐、豆漿等 少吃：加工過度的油炸豆製品如麵筋、腐皮卷、豆皮	
五穀根莖類	宜食：未過度加工的全穀類或根莖類如糙米、五穀米、地瓜等 少吃：加工過度的高碳水化合物的食物或醣類，如麵包、蛋糕、糖果、餅乾等	
油脂類	宜食：芥花油、橄欖油、苦茶油 少吃：奶油、豬油、雞油	
蔬菜水果類	宜食：全蔬果，洗淨後連皮一起食用，每天至少蔬菜三份以上，水果兩份以上 少吃：濾渣或加糖的果汁，因甜度太高	
堅果類	可多吃一些如杏仁、亞麻仁籽、南瓜籽、芝麻、葵瓜籽、核桃等，一天吃到30克沒問題	三酸甘油酯高的人，吃堅果類要適量，最好每天不要超過10克
酒類	可適量喝紅葡萄酒：每天不超過180CC	禁酒
飲料	宜食：多喝一點水、不加糖不濾渣的蔬果汁、綠茶 少喝：奶茶、含糖飲料	
保健食品	1.紅麴膠囊：紅麴菌素K的劑量：15～25毫克／天 2.洋車前子纖維：10克／天 3.燕麥片：一碗／天	魚油：EPA＋DHA 1～2克/天

➕健康小叮嚀

無論是降低膽固醇或是降三酸甘油酯的飲食原則類似，但是，所要補充的保健食品並不相同，請大家要注意。

2-3
糖尿病飲食

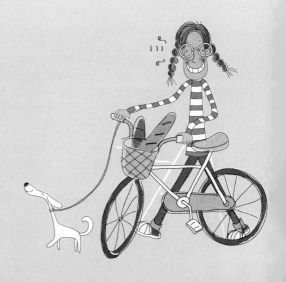

吃低GI食物可以減重、降血糖？

GI值又稱升糖指數，有些減重的人會觀察食物的GI值，避免攝取到讓自己增肥的食物。但是多吃低GI值的食物，並不代表就可以有效控制體重。因為GI值低，不代表熱量也低。此外，有一個全新評估醣類食物的指標「醣負荷（GL）」值也很重要，大家應該要把GI值、GL值還有熱量一起考量，才能真正排除容易讓人變胖的食物。

你吃對營養了嗎？

GI值是減重的指標嗎？

有一陣子非常流行「低GI減肥飲食」，一些想要減重的美眉們，對所謂低GI食物如數家珍，專業的程度令我驚訝！有一天我在一個演講的會場，一位美麗的小姐拿著一個食物GI表來問我：「為什麼冰淇淋的GI值會比白吐司低？那麼減重的人可以吃冰淇淋囉？」其實，我覺得大家都太過瘋狂、迷信GI值，但對於GI值本身又缺乏全面性的了解，所以，只靠吃低GI值食物來減重，失敗率可能會很高喔！

這樣吃才營養！

什麼是GI值？

到底什麼是GI值（升糖指數，Glycemic Index；GI）呢？

就是當我們吃進去的食物如果含有「醣類」，就會被腸道中的消化酵

素分解、切割成最小單位的葡萄糖，再由小腸吸收到身體中，造成我們身體的血糖升高。而如果把各種含有50克「醣類」的食物給受試者吃，並請受試者在15分鐘以內吃完，之後每30分鐘抽一次血，到第2個小時抽最後一次血時，我們可以觀察到這種食物在兩個小時以內，造成血糖上升的衝擊量。通常會以葡萄糖做為一個參考值，如果葡萄糖的GI=100，而其他的食物對血糖的衝擊量，就和葡萄糖比較而定出GI值。像白飯的GI=73、冬粉的GI=33，表示冬粉對血糖的衝擊量明顯低於白飯。

所以，一旦某個食物使身體血糖升高時，我們身體的胰臟自然會分泌胰島素，把升高的血糖降回原來的水平，如果所吃的食物GI值越高，身體需要分泌更多的胰島素；但是對於糖尿病患者來說，若是吃太多高GI的食物，血糖會壓不下來，會使糖尿病惡化。此外，胰島素除了會讓血糖降低，本身也會促進脂肪的合成及堆積，因此，如果胰島素常常分泌較多，自然也比較容易肥胖。

◎ GI值和熱量一起看才有效

但是，經常食用低GI食物，就真的比較不會引起肥胖嗎？答案可能會讓大家失望！因為影響GI值的因素也相當多，如食物纖維的含量、油脂含量、食物的酸度、澱粉的性質，包括蔬果的成熟度也有關。尤其很多低GI的食物，因為油脂含量很高，延緩了葡萄糖被吸收的速度，且本身的食物熱量驚人，絕對不是一個減重的好食物，而冰淇淋就是一個很好的例子。所以要減重的人，應該要把GI值和熱量一起看，要低GI值且低熱量的食物，才是好的減重食材。

◎ 除了GI，還有GL

除了GI值以外，目前還有一種更全面性評估食物含醣量，以及升糖指數的指標，我們稱這種指標為GL（醣負荷，Glycemic Load；醣負荷（GL）=

升糖指數（GI）X一份食物中所含的總醣量／100）。

　　由以上公式可知，在算醣負荷（GL）時，必須考慮到食物每一個分量中所含的醣類「總量」。我們在之前所提到的GI值，可以解釋成食物在身體中讓血糖升高的「速度」，但是GI值並沒有考慮到食物中的「總含醣量」，有的食物雖然GI值高，但是總含醣量卻不高，像這種食物對血糖的影響並不會太大。以南瓜為例，GI=75，但是80克的南瓜GL=4，意思是說80克的南瓜大概與4克純葡萄糖對血糖的衝擊量是一樣的；但是，若吃160克的南瓜GL=8，吃越多南瓜對血糖的衝擊就越大；由南瓜每份的的GL來看，雖然南瓜本身對血糖衝擊不大，但多吃還是會使血糖波動，雖然有人說吃南瓜可以降血糖，如果拚命大吃，血糖一樣會升高。

◎ 運用GL＆GI 健康自然來

　　知道GI以及GL的定義後，可以開始運用GI值及GL值來挑選食物，通常我們以葡萄糖的GI=100，如果食物的GI>70，就是高升糖指數的食物；如果食物的GI值介於56～69之間，則屬於中升糖指數的食物；如果食物的GI值小於55，則屬於低升糖指數的食物。建議有高血糖、糖尿病，或是要減重的人盡量挑「低升糖指數」的食物。而且最好控制吃下去食物的總醣負荷GL，也能控制在10以下，因為GL值和食物的「分量」有密切的關係，大家在看GL值時，一定要加入食物有多少「量」的觀念，不能只有看GL的數字。

　　所以，我在營養分析的表格中，把常見食物每份的GL值列出外，也列出提供這個GL值食物的量；例如全麥吐司屬於低GI的食物，但是如果一次吃四片（約109公克），所供應的GL值就是21.5；若是血糖不穩的人，一次就不要吃超過兩片全麥吐司（兩片全麥吐司GL值約為10），應盡量讓每次吃進去食物的GL值小於10。尤其要減重的人，除了考慮GI值及GL值以外，最好也要把熱量一起考慮進去，這樣才能真正達到穩定血糖、控制熱量的目的。

◎ 常見食物的GI、GL及熱量

1.低升糖指數食物：GI<55

種類	分量（g / serving）	GL（Glycemic Load）	GI（Glycemic Index）
木糖醇	7	0.4	8
紅豆	82（生）	4.5	9
黃豆	150（熟）	0.8	14
紅蘿蔔	80（生）	1.3	16
櫻桃	120（生）	2.6	22
綠豆	80（生）	11	22
優格（優沛蕾）	370	11	22
腰果	50（熟）	2.9	22
花生	50（熟）	1.6	23
葡萄柚	120（生）	2.8	25
蘋果	120（生）	3.6	28
白腎豆	150（生）	7.3	29
五穀燕麥飯	72（生）	15	30
蕎麥	71（生）	15	32
脫脂奶	250	4.2	32
香草冰淇淋	250	1	32
冬粉	57（生）	17.5	35
薏仁	65（生）	18	36
花生醬	55（熟）	3.3	37
米粉	58（生）	18.5	37
梨子	120（生）	4.2	38
番茄原汁	250（生）	3.4	38
桃子	120（生）	4.2	38
李子	120（生）	4.7	39
草莓	120（生）	1.2	40
柳橙	120（生）	4.6	42
全麥吐司	109（生）	21.5	43
烤地瓜	175（生）	21.5	43
在來米	66（生）	21.5	43
義大利麵（煮5分鐘）	180（生）	21.1	44
香蕉	211（生）	23.5	47
葡萄	120（生）	9.3	49
紅蘿蔔	120（熟）	2.5	49
糙米	150（熟）	16.5	50
芒果	120（生）	7.7	51
蓬萊米	63（生）	26	52
奇異果	120（生）	6.4	53

馬鈴薯	150（熟）	14.6	54
甜玉米	80（熟）	9.2	54
蜂蜜	25	9.9	55
芋頭	150（熟）	4.4	55

2.中升糖指數食物：55<GI<70

種類	分量（g / serving）	GL（Glycemic Load）	GI（Glycemic Index）
裸麥麵包	30	8.1	58
燕麥粥	250（熟）	12.8	58
木瓜	120	10	59
鳳梨	120（生）	7.7	59
漢堡麵包	30	9.2	61
烏龍麵	180（熟）	29.8	62
可口可樂	250	16.4	63
葡萄乾	60	28	64
甜菜根	80（熟）	4.5	64
可頌麵包	57	17.4	67
蔗糖（砂糖）	50	34	68

3.高升糖指數食物：GI>70

種類	分量（g / serving）	GL（Glycemic Load）	GI（Glycemic Index）
貝果	70	25.2	72
西瓜	120	4.3	72
爆米花（未加糖）	20（熟）	7.9	72
薯泥	150（熟）	14.8	74
南瓜	80（熟）	3	75
炸薯條	150（熟）	21.8	75
甜甜圈	47（熟）	17.5	76
日式烤飯團	75（熟）	20.8	77
長糯米	65（生）	40	78
玉米片	30（熟）	21.1	81
葡萄糖	10	9.9	99
麥芽糖	10	10.5	105
饅頭	89（熟）	44	150

※參考來源：1. Nutri Sci J ,2007,Vol.32 PP46～53
2. http://www.mendosa.com/gilists.htm

➕**健康小叮嚀**

1. 建議有高血糖、糖尿病的患者或是要減重的人，盡量挑「低升糖指數：GI<55」的食物。
且該食物的總醣負荷GL能控制在10以下。

2. 有些低GI食物含油脂量很高，所以，不見得所有低GI食物都能減肥。

糖尿病患吃這個也錯、吃那個也錯？

　　糖尿病的人什麼都可以吃，只是不能太「墮落」，要維持一種「養生」的飲食觀，才不會面臨病痛的折磨。可以盡量選擇由天然食物烹煮的食物，例如糙米飯、烤地瓜、燕麥粥、薏仁，這些天然的食材比加工食品好得多；若想吃點甜頭，可以使用代糖；多吃蔬果，讓植化素幫你降血糖；飲食中記得少油，就能降低病發的危險。

你吃對營養了嗎？

糖尿病患只能「食之無味」？

　　我經常在一些場合被問到：「我血糖比較高，有什麼不能吃？」或是「我的長輩有糖尿病，什麼食物不能吃？」……很多人都以為糖尿病的人一定很可憐，什麼都不能吃，其實，糖尿病的人，真的什麼都能吃，只是要吃得「很健康」！

　　因為，糖尿病患者在飲食上沒有「墮落」的權利，不像一般人可以隨意就吃兩球冰淇淋、一包巧克力……嚴格說來，連正常人的飲食也不應該如此「墮落」，但糖尿病患的飲食，確實是要比一般健康人的飲食來得「養生」，這麼說來，糖尿病的人真的連一點甜食都不能吃嗎？

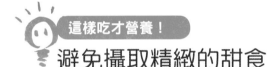

避免攝取精緻的甜食

其實，還是有些方式可以讓糖尿病患享受一些甜味，原則就是不要攝取精緻的甜食。

有人說糖尿病患不要吃稀飯、地瓜、玉米等澱粉類的食物，但事實上，只要選擇「低升糖指數：GI<55」的食物，並控制吃下去食物的總醣負荷Gl在10以下就非常安全。此外，除了注意各種食物的低升糖指數（GI），也要了解每一次吃進去食物的「碳水化合物總量」；另外一個重點是，血糖高的人盡量不要吃加工過的精緻甜食，如蛋糕、餅乾、糖果、麵包、中式糕點，多選擇由天然食物烹煮的料理，如糙飯、烤地瓜、燕麥粥、薏仁，這樣就不會對我們血糖造成太大的影響。

◎ 糖尿病飲食原則

● 如何在生活中加點甜味：糖尿病患者不適合吃太多的「蔗糖」，也就是最普遍的「砂糖」，因此糖尿病患最好訓練自己習慣低甜度的食物，如果真的想嚐一下「甜頭」，有一些方式可以建議：

1. 盡量使用代糖，但不宜過量。

2. 避免使用高果糖糖漿，因為，目前市售「果糖糖漿」的果糖純度很低，使用後血糖容易波動。

3. 建議食用寡醣，寡醣較不容易使血糖波動，對身體還有其他的益處。

● 讓飲食中的油脂少一點：因為高油的飲食會讓細胞對胰島素產生抗性，也就是說會讓胰島素比較無法把血液中的葡萄糖帶到細胞中，讓葡萄糖留在血液中而造成高血糖。以下有一些方法可以幫助糖尿病患避免吃進過多油脂：

1. **多採用清蒸、涼拌、燉、滷、水煮**：不管是一般人或糖尿病患，都應該盡量不要用油炸、油煎的烹調方式。

2. **多用單元不飽和脂肪酸豐富的油脂**：多用芥花油、橄欖油、苦茶油等富含單元不飽和脂肪酸的油脂烹飪；少用含飽和脂肪太高的油脂如豬油、奶油等。

3. **少吃膽固醇太高的食物**：任何肉類都去皮以後再食用，少吃內臟、蛋黃每週不超過3個。而且，少吃加工食物以減少反式脂肪酸的攝取，因為以上這些食物都會讓我們的膽固醇增加。

● **多增加纖維的攝取**：飲食中多增加蔬果的攝取，尤其是水溶性的纖維，它能延緩腸道的糖類被吸收，如燕麥（含豐富聚葡萄糖）、大麥、裸麥、洋車前子種籽纖維、豆類、蘋果肉、柑橘果肉、木耳、愛玉、海藻、寒天等。

● **喝酒時要小心**：飲酒並不會直接使血糖增加，反而會造成低血糖的危險。因為酒精的代謝不需要靠胰島素，但是，酒精會阻斷糖質新生作用，有些使用胰島素來降血糖的病患又喝酒，可能會有低血糖的危險。而血糖偏高的人或是第二型糖尿病患者，或許可以藉由「小酌」一些紅酒來降低血糖，也可以降低心血管疾病的風險。但要注意是「小酌」，絕對不是「狂飲」喔！

● **多吃一些含有降血糖植化素的蔬果**：我們平常都警告糖尿病患者，這個不能吃、那個不能吃，其實有一些蔬果中含有一些降血糖植化素，可以鼓勵患者多吃一點，我將這些降血糖的植化素整理在以下的表格中，大家就可以比較清楚哪些蔬果是有幫助的。

其實，這些適合糖尿病的飲食原則也適合我們一般健康的民眾，糖尿病患者只要不嘴饞，還是有很多東西可以健康地享用。

◎ 糖尿病患者可以多吃的植化素

植化素名稱	作用原理	富含植化素的蔬果
烯丙基丙基二硫醚 Allyl Propyl Disulphide, APDS	APDS能讓血液中的胰島素濃度增加，幫助血糖順利進入細胞中利用，有降血糖的功能。	洋蔥
兒茶素 Catechin	兒茶素經研究證實，可抑制腸道內澱粉分解酵素的活性、降低腸道吸收葡萄糖的速度，能減緩飯後血糖上升的程度。兒茶素還可強化胰島素的作用，幫助血糖進入細胞中被利用。	綠茶
楊梅素 Myricetin	楊梅素可以讓血糖跑去肝臟細胞中合成肝醣，或是幫助脂肪細胞合成脂肪，不讓血糖滯留於血管中。	芹菜、菠菜、小白菜、萵苣、大蒜、甘薯葉、芭樂等
綠原酸 Chlorogenic acid	綠原酸具有幫助身體調控血糖的功能，它能減緩肝醣轉換成血糖的速度，此外，也能減緩腸胃道吸收糖分，因而能緩和飯後血糖急速升高的現象。	牛蒡、酪梨、胡蘿蔔、番薯、蔓越莓、蘋果、櫻桃、紅石榴、茄子、藍莓等
V-胰島素 V-insulin	這種含硫的多胜肽類，結構式和胰島素很像，也具有降血糖的功能。	苦瓜
苦瓜苷 Charantin	刺激胰臟的beta細胞分泌胰島素，而胰島素是將血液中的葡萄糖帶入細胞內利用的重要物質。	苦瓜

➕ 健康小叮嚀

1. 血糖高的患者可以多吃一些苦瓜、洋蔥、地瓜葉、牛蒡、芭樂等蔬果，平時也可以喝一些綠茶。

2. 糖尿病患者一定要定時定量，不可以一餐沒吃、另一餐又吃特別多；尤其是第一型糖尿病患者，要施打胰島素時，飲食與運動都需有固定的時間、固定的量，並密切與醫師配合。

2-4
肝病預防

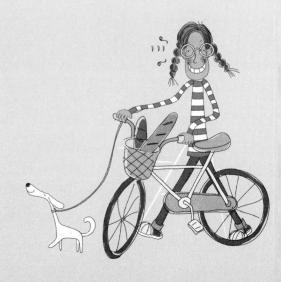

女性肝不好
容易得婦癌？

　　現代人生活作息不正常，外食族又難以掌握自己的飲食，肝不好的人越來越多。無論是男女，要讓肝臟代謝正常化的要領就是多吃蔬菜、水果、豆類、全穀類的食物，少吃高油、油炸的食物。而且，護肝不只是男性的專利，女性要遠離婦癌，更要維護肝臟的健康！肝功能和雌性激素的分泌有緊密的關係，把肝顧好就可以讓雌性激素走向好的方向，維持女性身體的健康。

你吃對營養了嗎？

台灣女性不愛肝？

　　有一句廣告詞：「肝若是好的，人生是彩色的；肝若是壞的，人生是黑白的！」這句廣告詞寫得很傳神，肝是人體最大的代謝器官，人體幾乎所有的代謝及解毒反應都在肝臟中進行。但不知為什麼，所有護肝的產品廣告都針對男性設計呢？好像在台灣比較注重男性肝的保養，難道女性就不在乎自己肝的問題嗎？

這樣吃才營養！

婦癌來自歹肝

　　其實，女性的肝也非常重要，尤其多餘的女性荷爾蒙主要是靠肝臟來代謝，再由尿液排出體外，如果肝出了問題，可能造成身體過多的雌激素，還有可能造成雌激素的代謝物走向「不正常」的路徑。

因此，我們必須想辦法讓肝臟的代謝往「好」的路徑走，也就是讓大部分的雌激素（estradiol, E2）代謝成 2-hydroxyestrone（2OHE1）或 2-methoxyestrone（2MeOE1），而這其中的關鍵就在於飲食！因為飲食決定著肝臟會製造比較多的16aOHE1還是2OHE1／2MeOE1，如果能讓肝臟正常化，也就能遠離婦癌的陰影。

◎ 保肝拒癌飲食法

首先來介紹一下什麼是「雌激素代謝物」，當雌激素作用完後，會在肝臟代謝成比較不具活性的代謝產物，而有些代謝物，還是殘留雌激素的活性甚至有致癌性。如果我們的肝功能正常，肝臟會把大部分的雌激素（estradiol, E2）代謝成不具雌激素活性的 2-hydroxyestrone（2OHE1）或2-methoxyestrone（2MeOE1），而且具有保護作用；但是如果肝臟功能不好時，肝臟則會把雌激素（estradiol, E2）代謝成16a-hydroxyestrone（16aOHE1），這種代謝物就有致癌性，其中16aOHE1還會留有雌激素的活性。

總之，當你的肝功能比較不好時，雌激素的代謝就會往「不好」的方向走，也就是16aOHE1這種代謝產物會過高，造成乳癌、子宮內膜癌、子宮肌瘤、卵巢癌等婦科疾病的機率會比較高。如果，肝功能好時，雌激素的代謝會往「好」的方向走，也就是讓2OHE1或2MeOE1遠遠超過16aOHE1，因為2OHE1或2MeOE1具有保護作用，可以讓你遠離婦癌的威脅。以下的保肝拒癌飲食法，希望幫助大家有效「顧肝」！

●多吃十字花科的蔬菜：十字花科蔬菜像花椰菜、芥藍、高麗菜、大白菜等，含有一種植化素glucobrassin，經過植物中的酵素、或是我們人體腸道中的細菌分解後，會釋放出吲哚-3-甲醇（Indole-3-carbinol，簡稱I3C）。而I3C會讓肝臟把大部分的雌激素代謝成2OHE1或2MeOE1。而且這些十字花科蔬菜還含有另一種植化素——蘿蔔硫素（sulforaphane），它能激發肝臟的解毒酵素活性，有研究發現，蘿蔔硫

素也能讓肝臟把雌激素代謝偏向2OHE1或2MeOE1，總之，多吃十字花科的蔬菜，不但能保肝，還能預防乳癌、子宮內膜癌等婦癌。

●**多吃柑橘類水果**：柑橘類的水果如橘子、柚子，尤其是白色那層軟軟的地方，含有許多柑橘類黃酮素如柚素（Naringenin）、檸檬酸烯（D-limonene）、芸香素（rutin）等，這些柑橘類黃酮素都會讓雌激素的代謝偏向「好的」路徑，減弱很多雌激素的刺激。而且柑橘類黃酮素本身就是非常好的抗氧化劑，能捕捉身體中過多的自由基，增加細胞中DNA的修復能力，降低罹癌的風險。只是這些柑橘類黃酮素，多存在這些柑橘水果澀澀苦苦的白色內皮或果皮中，很少人真的能多吃這些果皮或內皮，因此，有些保健食品，就把這些柑橘類黃酮素萃取出來。

●**多吃大豆、亞麻仁籽**：大豆、亞麻仁籽分別含有大豆異黃酮素（isoflavone）及木酚素（lignan）兩種「植物性雌激素」。大豆異黃酮素主要的來源為黃豆或是豆製品，如豆腐或豆漿；而含木酚素最豐富的食物為亞麻仁籽（flaxseed），其次是芝麻或是高纖維穀類。這些「植物性雌激素」可以讓雌激素在肝的代謝偏向「好的」路徑，此外，這些「植物性雌激素」可以與體內雌激素競爭雌激素受體（estrogen receptor），減弱雌激素的刺激作用，還有「植物性雌激素」也會抑制體內芳香酶（aromatase）的活性，以減少雌激素的合成。總之，多吃大豆、亞麻仁籽可以獲得較多的「植物性雌激素」，以削弱體內過多雌激素的刺激，可以減少因雌激素過多而引起的婦癌如乳癌、子宮內膜癌、卵巢癌等。

●**少吃含油脂高及油炸食品**：如果飲食中的含油量過高，或是常常吃油炸食品，也會讓肝臟把雌激素的代謝導向「不好的」路徑，讓體內16aOHE1增加，罹患婦癌的危險就變高。

◎ 幫助肝臟正常代謝雌激素的飲食因子

植化素	富含的食物	作用機轉	預防的疾病
吲哚-3-甲醇 （Indole-3-carbinol， 簡稱I3C）	十字花科蔬菜：綠花椰菜、芥藍、高麗菜、大白菜、豆瓣菜等	使肝臟代謝正常，增加體內2OHE1／16aOHE1的比例。	1.乳癌 2.前列腺癌
蘿蔔硫素 （sulforaphane）	十字花科蔬菜：綠花椰菜、芥藍、高麗菜、大白菜、豆瓣菜等	1.使肝臟代謝正常，增加體內2OHE1／16aOHE1的比例 2.優秀的抗氧化劑 3.增加肝臟解毒能力	1.乳癌 2.前列腺癌 3.大腸癌
柑橘類黃酮素 （citrus flavanoids）	多存於橘子、柳橙、葡萄柚的皮和白色內皮	1.使肝臟代謝正常，增加體內2OHE1／16aOHE1的比例 2.優秀的抗氧化劑 3.抑制aromatase合成過多雌激素	1.乳癌 2.子宮內膜癌 3.降血脂 4.保護心血管
大豆異黃酮素 （isoflavone）	大豆、豆腐、豆漿	1.「植物性雌激素」可與體內雌激素競爭雌激素受體 2.使肝臟代謝正常，增加體內2OHE1／16aOHE1的比例 3.抑制aromatase合成過多雌激素	1.乳癌 2.子宮內膜癌 3.前列腺癌 4.骨質疏鬆 5.停經症候群
木酚素（lignan）	亞麻仁籽、芝麻、高纖五穀類	1.「植物性雌激素」可以與體內雌激素競爭雌激素受體 2.使肝臟代謝正常，增加體內2OHE1／16aOHE1的比例 3.抑制aromatase合成過多雌激素	1.乳癌 2.子宮內膜癌 3.大腸癌 4.骨質疏鬆 5.停經症候群

健康小叮嚀

女性保肝不但能保護肝臟本身，也能使賀爾蒙代謝正常，除了要注意飲食之外，作息正常不熬夜、少抽菸喝酒，都是保肝的重要關鍵。

多吃蔬果就能護肝？

　　台灣是一個熱愛「護肝」的王國，光是護肝的保健食品就一堆，消費者實在不知道要選哪一種？其實，正確的飲食方式是護肝的第一步驟，尤其要多吃抗氧化高的蔬果，但是大家卻常常忽略這麼重要又簡單的護肝方式。

你吃對營養了嗎？
吃保健食品有助保肝？

　　前陣子朋友從上海回來，拿著她母親的檢驗報告來給我看，發現她的血糖過高、又有脂肪肝、肝指數GOT、GPT也過高……本來朋友希望我能建議一些保健食品給她媽媽吃，我就先問她：「妳媽媽現在多重？」她說：「大概158公分，但是68公斤了，體脂肪38％；做過肝臟超音波，並沒有發現什麼不好的東西。」我告訴她：「如果是這樣，那從飲食著手，應該有幫助，不一定要吃保健食品！先從蔬果減重法開始，看看兩個月有沒有改善？」對於這麼簡單的方法，朋友反而狐疑起來，減重也能保肝喔？

這樣吃才營養！
多吃蔬果才是正道！

　　大家都知道生活作息不正常，是造成肝功能不良的主要原因，少抽菸、少喝酒、避免亂吃成藥，也都是保肝重點。但是大家卻忽略了：蔬果吃得不夠多，也是造成肝功能不良的重要因素！

因為蔬果中有許多抗氧化的營養素（如維生素C、E）以及植化素（如柑橘類黃酮素、前花青素、蘿蔔硫素等），都能加強肝臟的解毒酵素活性，能使肝臟充滿活力。所以，飲食中要注意五色蔬果的攝取，而且分量一定要夠，女孩子一天要吃到七份，而男生一天要吃到九份，自然能吃到許多保護肝臟的植化素。

◎ 愛肝寶典大公開

保肝要從日常作息開始，建議大家可以依循下列的保肝飲食原則：

● 先吃蔬果的飲食順序：我建議大家用餐時，先把餐桌上的蔬菜夾滿一個小碟子，把那一碟蔬菜吃完，接下來再吃飯、魚、肉等，這樣其他食物就自然會少吃一點。還有，要注意每天最少要吃蔬菜三份、水果兩份，而且，盡量要吃到各種顏色的蔬果包括紅、綠、黃、白、紫五色。持續下去一定變瘦，很多肝臟的問題也會一起解除。

● 少油、少糖、戒酒：很多脂肪肝的人都有體重過重的問題，有些人是因為愛喝酒而造成，有些人是因為貪吃，像是愛吃油的或甜食……所以，保肝必須少油、少糖、戒酒。誠如我一直提醒大家的——少吃「簡單糖類」，這種糖非常容易在身體中轉成脂肪儲存起來，肝細胞也不例外，少吃含「簡單糖類」（simple sugar）的食物對於消除脂肪肝非常有幫助。

● 少吃加工食品：肝臟是人體最重要的解毒器官，人體吃進去任何毒素都由肝臟解毒，所以要多吃由天然食材直接烹煮的食物，少吃加工食品，如醃製食品、煙燻食品、油炸食品等，就是減少肝臟負擔。

● 不吃來路不明的藥品：大家都知道不要濫用西藥，因為這樣會傷肝，結果很多人反而改吃中藥或草藥，但卻不知道這些中、草藥的成分更是複雜！所以，來路不明的中、草藥請不要輕易嘗試。

● 選擇有「健康食品」標誌的保健產品：如果大家真的要選擇一些保肝產品，請一定要認明「健康食品」小綠人標誌，讓政府來幫我們把關。

護肝最基本的方式就是飲食正確、作息正常，千萬不要熬夜，還有維持正常的體重，也相當重要，如果以上都做不到，光靠吃一堆護肝產品功效也不大。

◎ 保肝推薦的食物

食物種類	保肝元素	機轉／注意事項
蔥科蔬菜： 大蒜、洋蔥	甲硫丁氨酸（methionine）、麩胱肽（glutathione）等含硫物質	可以提高肝臟解毒能力，排除一些重金屬（如汞）、食品添加物（如硝酸胺）及多餘的雌激素。
十字花科蔬菜： 花椰菜，高麗菜苗，高麗菜、球芽甘藍菜等	蘿蔔硫素（sulforaphane） 異硫氫酸鹽（isothiocyanate）	1.這兩種含硫的植化素，都可以誘發肝臟中的解毒酵素，可以把致癌物轉成較無毒的物質排出體外。 2.這兩種植化素本身也能抑制癌症細胞生長。
柑橘類水果： 橘子、柳橙、葡萄柚	柑橘類黃酮素： 柚素（naringenin） 檸檬苦素（limonin） 諾米林（nomilin）	這些存在於柑橘白色內果皮中的植化素，可使一些致癌物質更快排出體外。
果膠豐富的食物： 蘋果、木耳	果膠（pectin）	果膠在腸道中會抓住一些毒物或重金屬，直接排出體外，不會流到肝臟。
芝麻	芝麻素（sesamin）	1.芝麻素可以清除體內自由基，保護肝臟細胞。 2.吃芝麻時需要咬碎或是磨粉，否則也得不到芝麻素的好處。
含卵磷脂的食物： 大豆	膽鹼（choline）	飲食中若富含膽鹼，可以幫助脂肪排出肝臟外，減少脂肪肝發生。

➕ 健康小叮嚀

1. 肝是沒有神經的器官，大家除了抽血驗肝功能指數以外，應每年做一下肝臟超音波，以檢視肝臟的狀況。
2. 蜆精對於保肝的效用，尚未獲得證實，肝病患者若水腫時，並不適合喝蜆精，因蜆精富含鈉離子，會導致水分滯留，多喝蜆精會加重水腫。

45
代謝症候群

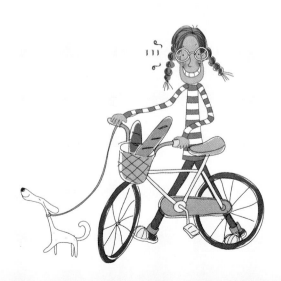

吃代糖
一定不會胖嗎？

　　愛吃甜食的人，最煩惱的就是伴隨糖分而來的高熱量，為了解決這樣的困擾，而有了人工代糖的出現。因為只要使用比之前更少的糖分，減少熱量的攝取，一樣可以享受甜蜜蜜的滋味，所以代糖也深受減重者的喜愛。但事實上，如果因此忽略飲食控制，還是會從糖類以外的食物中攝取過多的熱量，對減重成效實在無益。

你吃對營養了嗎？
哪一種糖比較好？

　　小時候我非常嗜甜，當時也不懂「營養」的重要，所以，喝咖啡時，我會加入好幾匙的糖，以及很多奶精，慢慢享受咖啡香濃甜美的好滋味。後來，等我接觸了「營養」的領域，就開始懂得「節制」，改喝原味咖啡。雖然現在咖啡廳裡，都提供各種糖類、奶油球，但已經不再能吸引我。不過，當我和朋友一起去喝咖啡時，這些不同的糖包，反而會帶給大家困擾，到底要加白糖？紅糖？還是代糖？對於白糖和紅糖，大家比較不陌生，兩者的安全性也不是問題，但是各種的代糖卻讓人眼花撩亂。尤其是想控制體重、又無法拒絕甜美滋味的人，真的要認識一下代糖的特性！

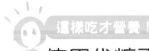

使用代糖更要注意食量！

　　所謂代糖，是指經過身體代謝後不會產生熱量，而且甜味還比一般常用的蔗糖高出許多。這些代糖多半是人工甘味劑，原本並不存在於天然界，是化學合成出來的；其實這些代糖目前在食品運用上非常的廣泛，不只會在咖啡桌上出現，也會被放入許多食品中，如：低卡飲料、無糖口香糖、糖果、果凍、糕餅等。如果大家在吃東西時，注意看一下食品的成分，就會發現代糖還真的無所不在。

　　但是，這些使用代糖的產品，到底能不能幫助減重呢？其實減重是很複雜的，我們身體絕對不會因為吃了代糖而自動變瘦，我們只是靠代糖而減少對有熱量醣類的攝取而已，有些人以為使用了代糖，就可以放心多吃，反而吸收更多的熱量，造成體重沒有明顯下降；其實要減重的人，應該要練習吃食物的「原味」以及「節制」，不是一味地欺騙味蕾，滿足對甜味的渴望。我們可以從降低對甜度需求開始，久而久之也不需要再依賴任何代糖。當然，有時真的要享受一下甜蜜的滋味，又不想有熱量負擔時，偶爾使用代糖絕對是很安全的。

◎ 常見的五種代糖

　　除了代糖的減重效果，還有很多人疑慮，是不是吃太多代糖容易得癌症？首先我們就來認識一下各種常用的代糖：

● 糖精Saccharin：這是被使用歷史最久的代糖，它的甜度為蔗糖的240～500倍，而且對熱穩定，但是，目前被使用的程度並不廣泛，因為曾經有動物實驗認為糖精會導致膀胱癌，但是後來又因證據薄弱，沒有被證實這種代糖真的會引起癌症。

●阿斯巴甜Aspartame：這是目前廣用於低卡飲料的代糖，它是由苯丙胺酸（phenylalanine）及天冬門胺酸（aspartate）這兩種胺基酸與甲醇合成的代糖，基本上因為它的結構就是胺基酸，與我們體內所產生的胺基酸能量是一樣的，一公克都能產生4大卡的能量，可是因為阿斯巴甜的甜度是蔗糖的200倍，所以只要一點點的量就能產生很強的甜度，如此一來，我們吃進去阿斯巴甜的量，自然會比較少。但是，阿斯巴甜在高溫加熱時會被破壞，無法用在烹煮和烘培。還有一點非常重要的是，苯酮尿症（phenylketonuria，PKU）的患者因為肝臟缺陷，無法代謝苯丙胺酸這種胺基酸，身體累積過多的苯丙胺酸會造成心智遲緩，所以苯酮尿症的患者不能吃含有苯丙胺酸的阿斯巴甜。

●紐甜Neotame：這是2002年才被美國食品藥物管理局批准使用的人工代糖，它的結構和阿斯巴甜很像，但是，進入身體後不會被分解成胺基酸，所以不會在身體裡產生苯丙胺酸（phenylalanine），因此苯酮尿症（phenylketonuria，PKU）的患者是可以使用紐甜這種代糖。而且，紐甜的甜度比阿斯巴甜還要高，是蔗糖甜度的7000～13000倍，所以，只需要非常微量的紐甜，即可以提供非常強的甜度。此外，紐甜對熱的穩定度也相當高，應用範圍比阿斯巴甜廣，目前均認為紐甜對人體是十分安全的，但由於最近才被批准使用，所以，紐甜目前並不是一個常被使用的代糖。

●蔗糖素Sucralose：這也是一種人工代糖，甜度是蔗糖的600倍，幾乎不會被人體吸收，即便有少量被人體吸收，也會從尿液排出來，而且蔗糖素在高溫相當穩定，也是被廣泛運用於汽水、果汁、烘焙甜點、加工食品等。目前動物實驗和人體實驗中，並沒有發現吃蔗糖素對人體有傷害的報告，但如果大量食用時，胸腺則會萎縮，不過這種劑量大概一天要吃到50克的蔗糖素才會有影響，通常正常人一天不可能吃到那麼多蔗糖素，一天能吃到一克就不得了了。

●醋磺內酯鉀Acesulfame-K：醋磺內酯鉀是人工代糖，它的甜度是蔗糖的200倍，它不會被身體吸收，所以沒有熱量，而且它對於熱也是相當穩定。醋磺內酯鉀和其他的代糖一起使用時會增加甜度；目前很多飲料都是同時加入醋磺內酯鉀和阿斯巴甜。

◎ 五種代糖的特性分析

	糖精 Saccharin	阿斯巴甜 Aspartame	紐甜 Neotame	蔗糖素 Sucralose	醋磺內酯鉀 Acesulfame-K
甜度	蔗糖的240～500倍	蔗糖的200倍	蔗糖7000～13000倍	蔗糖的600倍	蔗糖的200倍
對熱穩定度	穩定	不穩定	穩定	穩定	穩定
熱量	無	4大卡／克	無	無	無
市售品牌	Sweet'N Low Sugar Twin	Equal Nutra Sweet	尚無商品名	Splenda	Sweet One Sunett

✚健康小叮嚀
1. 減重時應克制對甜度的依賴感，讓自己慢慢習慣食物的原味，才是降低對「簡單糖類」攝取的基本辦法，而且使用代糖無法加速減重的成效。
2. 偶爾使用代糖是安全的，沒有得癌症的疑慮。

痛風的人不能吃豆類製品嗎？

有痛風症狀的人，是因為體內累積的高尿酸，在關節處堆積之後，讓關節產生不舒服的感覺。而尿酸是細胞代謝普林過後的廢物，並不是所有高普林含量的食物，就會產生令人難受的痛風。有痛風的人，平時攝取動物性高普林食物要特別注意，植物性的高普林食物倒不用特別擔心；另外，要多吃蔬菜、水果來抗氧化，多喝水降低尿酸濃度，少喝酒，就可以降低痛風的機率。

你吃對營養了嗎？
痛風都是豆類惹的禍？

我的一位親戚最近發現自己偶爾會痛風發作，很緊張地打電話問我：「最近我為了保養身體，幾乎都改成吃素，所以吃了很多豆製品及菇類，但是這陣子痛風偶爾會發作，害我很多食物都不敢吃，該怎麼辦？」

我這位親戚的確很注重養生，只要有什麼好的養生方式或是保健產品都會去嘗試，後來在聊天的過程才知道，原來他的兒子為了孝順他，買了蜆精給他補，有時一天還喝到兩瓶，沒想到以前不曾有過的痛風居然發作！他一直以為是因為最近改成吃素，吃了較多豆製品的關係；其實，依我的判斷應該是「蜆精」在作怪，因為蜆精是非常多的蜆濃縮在一瓶，普林含量一定是很高，因此，我建議他先暫停喝蜆精，並且多喝水，也許會有所改善。

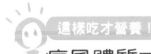

痛風體質才是禍首

　　長久以來，大部分的人都認為「普林」含量高的食物是造成痛風的禍首，因為，普林在身體裡會代謝成尿酸，當身體產生過多的尿酸，而尿酸排不掉沉積在關節，就會產生令人痛不欲生的痛風。其實，痛風和遺傳的「體質」有非常密切的關係，也就是說，有些人的體質不會痛風，一天喝兩三瓶「蜆精」都沒關係，但是有痛風體質的人，可能一天喝一瓶就無法承受了。換句話說，不是食物中的高普林引起痛風，而是如果有痛風體質的人不得不限制「高普林」的食物。

◎ 痛風人的飲食養成

　　是不是高尿酸或是痛風的人，就不能吃所有「高普林」的食物？以前的觀念是這麼認為的；但是，最近的研究發現，只要是「植物性」來源的「高普林」食物，其實都和痛風或高尿酸沒有直接關係。也就是說以前痛風病人不敢吃豆腐、豆漿、香菇、蘆筍等，都可以大大解禁了！因此，現在要注意的「高普林」食物就比較單純了，我們只要限制一些「動物性」高普林的食物，如海鮮、肉類及內臟就可以了。

　　此外，酒類與痛風的關係也一直受到關切，尤其是酒精會加速尿酸的產生與沉積，而會加速痛風發作第一名的，就是啤酒，啤酒除了酒精以外，還有酵母這種高普林的成分；烈酒則是加速痛風發作第二名的酒；但說來奇怪，最近有研究發現，葡萄酒似乎與痛風的發作沒有直接關係，可能與葡萄酒裡面一些植化素的保護有關，目前原因尚未查明，但是，我個人認為有痛風的人，任何酒類都應該要有所限制。

◎ 痛風的人怎麼保養？

● **多吃蔬果**：多吃蔬果對於防止痛風發作也有絕對的幫忙，因為，我們體內尿酸的產生有百分之八十是因為細胞老化，裡面的遺傳物質DNA破碎進而代謝成尿酸。如果，我們的飲食缺乏一些從蔬果來的抗氧化營養素（如維生素C）或是植化素（如花青素、檞皮素等），我們細胞會受到自由基的攻擊，會使大量的DNA破碎，產生大量的尿酸。此外，大量的蔬果會讓血液比較偏向鹼性，在鹼性的環境下，尿酸也比較不容易沉積於關節。

● **選擇喝低脂奶**：在乳製品方面，通常是不用限制的，目前有些研究發現，低脂奶會減輕痛風的症狀。所以，有痛風的人可以試著每天喝一杯低脂奶。

● **慢慢減重**：體重過重的人也很容易有痛風的現象，所以，如果體重過重的人同時又有痛風的現象，第一步就是要減重，而且，痛風的人減重必須慢慢減，若一下子減太快，反而會加速痛風的症狀。

● **多喝水**：另外還有一個飲食上的習慣是不能被忽略的，就是要多喝水，因為多喝水不但會加速尿酸的排泄，也會使體內尿酸濃度降低，不容易沉積在關節處，我們建議痛風的病人每天應喝2000～3000CC的水分。

● **限制「動物性」高普林食物**：多加節制「動物性」的高普林食物，但「植物性」高普林的食物並不用特別限制，如此一來痛風病人的飲食就比較多樣性了。

　　總之，身體的尿酸大部分來自於細胞自身的代謝，受食物的影響並不如想像的多。所以，反而是要想如何把身體細胞變得「強壯」一點，記得要多吃蔬果補充身體的抗氧化力，才不會有太多的DNA被破壞後代謝成尿酸了。

◎ 痛風病人食物選擇表

食物類別	可以正常吃	盡量少吃	備註
植物性食物	五穀根莖類、蔬菜水果、堅果類、菇類、豆類、豆製品		請多吃五色蔬果，補充抗氧化力
肉類	瘦肉	內臟、家禽的皮、肥肉	一般正常人也不應大量吃肉
蛋類	各種蛋類都可以吃		
海鮮	海參、海蜇皮、魚類（最好去魚皮）	貝殼類、蝦蟹類	若在痛風發作期，貝殼類、蝦蟹類要禁食，一般魚類與肉類一週約吃兩次即可
奶類	低脂奶		一天喝一杯低脂奶，可以減輕痛風症狀
湯汁		火鍋湯、肉汁、濃肉湯	
酒類	葡萄酒	啤酒、烈酒	葡萄酒雖不會使痛風惡化，也應節制飲用
保健食品		雞精、蜆精、酵母錠、靈芝	痛風急性期，雞精、蜆精、酵母錠都應禁止食用
水	每天喝3000CC以上		每2～3小時應喝300CC的水

✚ 健康小叮嚀

1. 高尿酸症或是痛風的人，平時應多吃蔬果，「植物性」的高普林食物不用特別限制，只有「動物性」的高普林食物才需要限制。

2. 影響痛風較大的因素是肥胖、酒精、海鮮類及肉類吃太多，以及平時喝水不夠。因此，體重控制、少喝酒、多喝水，吃海鮮及肉類的量要控制，就可以大大減低痛風的機率。

高血壓飲食應該
淡而無味嗎？

根據世界衛生組織（WHO）的定義，高血壓是在心情平靜的狀態下，度量的血壓持續高於或等於140/90毫米水銀汞柱（mmHg）。引起高血壓的原因很複雜，可能是遺傳、吸菸、喝酒、肥胖、腎臟病等造成的，應請醫師診斷病因。若血壓控制不當可能會中風、心臟病、腎衰竭和眼睛病變等後遺症。然而，除了藥物控制以外，改變生活型態以及飲食控制，都能有效控制血壓，減少其他疾病的風險。

你吃對營養了嗎？
高血壓「食」在沒味道？

之前和一位多年不見的朋友相約吃飯，見到他時，我嚇了一跳，曾經上百公斤的他，現在一瘦下來，配上一百八十幾的身高，彷彿金城武上身，連他自己都說：「我的五官終於從油裡面浮現了！」他說因為之前體重太重，血壓飆到快200mmHg，開始意識到再不減重，可能隨時會中風，才下定決心改變飲食習慣。

在用餐的過程，發現他是下了很大的毅力決心減重。他不但大量地吃蔬菜，而且每一口食物，都要先「過水」去除多餘的油脂和鹽分，這樣的飲食動作不但正確而且有效，尤其是外食族無法控制油和鹽分時，這種作法對血壓控制很不錯。但如此作法，食物也會變得淡而無味，是不是高血壓的人，註定要吃得如此無味呢？

高血壓飲食重在「真」滋味！

提到食物的味道，「鹽」是重要的調味，它也的確和高血壓存在著密切的關係。尤其現代的人，動輒攝取9～12克的鹽，造成台灣地區每五個人就有一人血壓偏高。雖然，不是每個人吃太鹹就會得高血壓，但是，控制鹽分的攝取，對降血壓確實有幫助！所以，高血壓的患者首先就是要控制鹽的攝取量不要超過 6 克 （鈉2400毫克），然而大家都已經吃慣重口味，一下子要限制鹽分，會覺得難以下嚥；加上限制鹽分的方法，除了限制鹽本身，也要控制味精、烏醋、醬油、沙茶醬、辣椒醬……所有美味來源的醬料。雖然，高血壓患者很多調味料都不能吃，但從另一種角度來說，反而因此有機會品嚐食物的原味。此外，一般民眾也應減少重口味的調味方式，讓食物的原味慢慢重現，我們才能享受到最原始的健康滋味。

◎ 高血壓飲食的調味方式

●**選用不含鈉的調味料**：可以改用糖（糖尿病患者不適用）、白醋、蔥、薑、蒜、肉桂、五香、八角、胡椒、咖哩粉、檸檬汁，以及一些香草如薄荷葉、迷迭香等，都可以讓食物增加適口性。

●**烹調時放一些味道重的蔬果、辛香料或中藥**：如果要烹煮肉類，可以加一些有酸甜味的蔬果一起煮，如芒果、鳳梨、柳橙、番茄；或用一些味道較重的蔬菜、辛香料一起煮，如蔥、薑、蒜、洋蔥、九層塔、香菜、香菇；還可以加入一些中藥材一起煮，如當歸、枸杞、人蔘、紅棗等，不但味道好，更不需要放鹽。

●**自己熬湯底**：市售雞湯罐或雞湯塊，含鈉量都非常高。我們可以在家自製湯底：將昆布、柴魚一起熬、或是洋蔥加番茄、紅蘿蔔搭配玉米和高麗菜一起煮……其實這些湯底不加鹽都很有味道。

◎ 降血壓的飲食觀念

除了調味的小技巧外，有些飲食方式也可以幫助降低血壓：

●**少吃加工食品**：高血壓患者一定要少吃加工食品，現在加工食品隨手可得，如肉乾、洋芋片、炸薯條等零食，都是含鹽分很高的食物；高血壓患者千萬不要烹飪時不加鹽，卻又因為貪吃一些零食而破功。董氏基金會曾經對市售796件食品抽查，其中351件為高鹽食品，占了44％，其中泡麵、餅乾、魷魚絲、豆干、肉乾含鈉量都非常驚人。

●**避免攝取油脂、少喝酒**：吃太多的油脂會增加體重，以及得到心血管疾病的機率，所以，高血壓患者除了不能吃太鹹外，也不宜吃太油，多用蒸、煮、燉、滷、川燙的烹調方式，少用油炸或是煎的方式。此外，酒精會使血壓升高，高血壓患者不宜喝太多酒。

●**多魚少肉**：若要吃肉，盡量選擇魚肉，尤其是深海魚肉一週至少吃兩次；肥肉的部分、家禽的皮、動物的內臟也要少吃。

●**多吃能幫助降血壓的蔬果**：高血壓患者總是被叮嚀少鹽、少油、少喝酒等一堆禁忌，但有一些食物是可以多吃的，那就是蔬果，以下特別列出一些能幫助降血壓的蔬果提供大家參考：

・蘆筍：含有芸香素具有降血壓、保護血管、保持血管通暢的功效。

・蘋果：蘋果的皮富含許多芸香素、檞皮素、山奈酚等，是降血壓及保護心血管的好東西。

・冬瓜、番茄、山藥、莧菜、空心菜、竹筍、香蕉：均為低鈉高鉀的蔬菜，對於血壓的穩定相當有幫助。

・芹菜：含有一種特有的活性物質——pthalides，它能放鬆血管周圍的平滑肌，造成血壓降低的效果。而且，芹菜含有高量的鉀離子，有利尿的效果，也能幫助控制血壓。

・牛蒡：含特有的牛蒡子甙元，具有放鬆血管功效，能夠降低血壓。

・西瓜：具有利尿消腫的功效，若血壓稍高的人，可以多吃一些西瓜來排除體內多餘的水分，以維持正常血壓。

◎ 高血壓患者的飲食宜忌

食物種類	可食	忌食
奶類	全脂奶、脫脂奶及奶製品	乳酪（起司）
肉魚蛋類	新鮮肉、魚、家禽及蛋類	（1）加鹽或燻製的食品，如：中西式火腿、香腸、牛肉乾、豬肉乾、臘肉、燻雞、板鴨、肉鬆、魚乾、鹹蛋、滷味等 （2）罐頭食品 （3）速食品及其他成品：如：炸雞、漢堡、餡餅、各式魚丸、火鍋餃類等
豆類	新鮮豆類及其製品，如：豆漿、豆腐、豆花、豆干等	醃製、罐製、滷製的成品，如：加味豆干、筍豆、豆腐乳等
主食類	米飯、冬粉、米粉、自製麵食	甜鹹餅乾、蘇打餅乾、洋芋片、油麵、麵線、義大利脆餅等
蔬菜類	新鮮蔬菜及自製蔬菜汁	醃製的蔬菜如：榨菜、酸菜、泡菜、醬菜、鹹菜、梅干菜、雪裡紅、筍干、蘿蔔乾等，以及冷凍蔬菜、罐裝蔬菜。
水果類	新鮮水果及自製果汁	（1）乾果類：蜜餞、脫水水果 （2）罐頭水果及加工果汁
油脂類	植物油，如橄欖油、芥花油、紅花子油等	奶油、瑪琪琳、沙拉醬、蛋黃醬、花生醬、芝麻醬、蒜味醬
調味品	蔥、薑、蒜、白糖、肉桂、五香、八角、杏仁露、香草片、咖哩粉、辣椒等	味精、蒜鹽、花椒鹽、豆瓣醬、辣椒醬、沙茶醬、蠔油、蝦油、甜麵醬、番茄醬、豆鼓、芥末醬、烏醋等
其他	太白粉、茶	牛肉精、海苔醬、速食湯、油炸粉、運動飲料等

➕ 健康小叮嚀

　　一旦罹患高血壓，除了藥物的控制外，最重要的是生活型態的改變，包括控制體重、戒菸、戒酒、規律的運動，正確的飲食更是不可忽略的一環。

40

腸胃保健

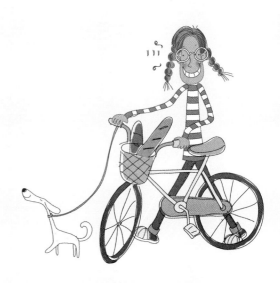

乳酸菌
對腸道健康嗎？

　　增進腸道的健康，可以透過吃益生菌，來增加腸內的益菌；也可以多吃含寡醣的蔬菜水果，使腸子中的益菌有良好的食物來源。雖然可以藉由優酪乳中的乳酸菌來增加益菌，幫助腸道健康，但我們平常已經攝取很多蛋白質，例如肉、蛋、魚等，造成多餘的蛋白質累積，因此透過優酪乳來補充益菌，可能會增加身體消化蛋白質的負擔。

你吃對營養了嗎？
優酪乳裡益菌多？

　　有好長一段時間大家對乳酸菌的喜好度很高，也都很推崇乳酸菌的功效，常常聽到很多人在討論有沒有吃乳酸菌？有沒有吃ABC三益菌？甚至，有的人會跳出來說：「喔！這不夠！現在有七益菌、八益菌……」更有人說：「其實XX菌比較好，還能夠抗過敏」……大家總是熱烈討論到底要選擇哪一種菌？應該怎麼吃？沒想到，之後居然有一位日本醫師說：「經常食用優酪乳的人，腸相未必較佳……還有可能使腸相逐漸惡化……」這下子又很多人跑來問我：「真的那麼糟嗎？那我每天都喝優酪乳怎麼辦？」……

喝不喝優酪乳沒關係！

　　曾經有很多人，因為沒有補充乳酸菌或優酪乳而不安，現在又有很多人，為了補充乳酸菌或優酪乳而擔憂！其實，無論什麼食物或保健產品，正反兩面的聲音都常常出現，重點還是民眾要能多留意營養相關的知識，就不會無所適從。因此，我們應該先了解腸道裡的細菌到底是怎麼生長，再來想辦法要如何讓腸道的好菌長得更好！這樣也不會盲目地跟從流行，食用一堆沒必要的保健食品。

◎ 透視腸內的益菌與壞菌

　　一般來說，成人的大腸約有150公分，裡面的菌種大約有400種，總數量更高達1000億個；這些細菌大致可略分為益菌和壞菌，二者的作用整理如下：

●益菌對身體的作用：

1. 對抗進入身體的病原菌：如果不小心吃進去一些不好的菌，除了胃酸可以先行殺菌外，我們腸道這些有益菌可以擔任起保衛的工作，對抗這些病原菌。

2. 合成維生素：我們身體凝血所需要的維生素K，有10%是來自於腸道細菌的合成。

3. 製造短鏈脂肪酸：這些益菌會製造一些有機酸如醋酸等，除了可以提供腸細胞本身生長的能量，也能刺激腸道蠕動。

4. 活化植化素：有些存在植物中的植化素，如木酚素（lignan），腸道的益菌會把它轉化成類似植物雌激素的物質，能發揮雌激素的調節特性。

●害菌的負面作用：

1. 毒化一些化學物質：有些藥物或化合物已被肝臟解毒，但是到了腸道又

常被腸道壞菌毒化再吸收進身體。

2. 製造毒素：有一些未消化、未吸收完的蛋白質，腸道的細菌會把它轉成有毒物質，所以，蛋白質不要吃太多，夠身體利用就好。

　　因此，我們絕對要想辦法讓腸道的益菌變多，讓壞菌變少，這樣身體會比較健康；其實要讓身體的益菌變多的方式，並不是只有靠喝優酪乳可以辦到。以下還有一些方法可以讓腸道好菌長得很強壯，大致可分外源性的補充及內源性的增生。

◎ 增強腸內益菌的方法

● **外源性的增生方式**：我們可以藉由外在有益菌的補充來增加腸道的好菌，我們稱這些由外面補充進身體的叫「益生菌」（probiotics），世界衛生組織有幫這個益生菌下一個定義：「活的微生物，用量充足時，對宿主可以產生健康效益。」但要注意的是，這裡所謂的益生菌是指「活的」菌，我們要補充活菌才算有效；所以，我們所選的菌，必須要通過胃酸、膽汁的考驗，在腸道還能存活才算是活菌。目前益生菌常存在於一些食品如優酪乳、味增、泡菜等，一些保健食品也常以膠囊、錠劑或粉狀的方式提供益生菌。

● **內源性的增生方式**：有些人因痛風或是不喜歡優酪乳的味道，無法額外補充乳酸菌，這時也不用太緊張，我反而覺得用「內源性增生」的方式更好、更自然。方法就是，我們給腸道好菌一些食物，讓原本在我們腸道中的好菌，自然地在腸道中繁殖生長。這些腸道好菌所需要的食物，我們稱做「益生素」（prebiotics），更精確的定義是「食物中無法消化的成分，能選擇性促進一種或數種結腸中的細菌生長，進而對宿主產生保健功效。」最常見的益生素是「寡糖」，而寡醣多存在一些天然豆類、蔬菜類如洋蔥、大蒜、牛蒡等，目前也有用一些食品科技的方式，

製造出一些寡醣做為替代醣類或是保健食品，如果寡糖、異麥芽寡醣、半乳寡醣、木寡醣等。

至於，「乳酸菌對腸道健康嗎？」，答案應該是肯定的。只是我們不一定要靠喝優酪乳來增加益菌；如果我們平常已經吃了很多蛋白質的食物如肉、蛋、魚等，再靠喝優酪乳來補充益菌，反而會增加身體蛋白質的負擔。因此，要有健康的腸相，除了想辦法要讓腸中的益菌變多以外，一定要記住要多吃蔬果，蔬果有很多膳食纖維，還有更多植化素（phytochemicals），都是促進身體健康的寶藏，如果只想靠喝優酪乳來保持腸道健康，很有可能會使腸相更糟糕。

什麼是ABC三益菌？

在這些益生菌中，最重要的就是乳酸菌（Lactobacillus）及雙歧桿菌（Bifidobacterium）兩大類，而酵母菌（Saccharomyces）則占比較少數。

而最常被詢問的ABC三益菌通常是指什麼呢？A菌是指嗜酸乳桿菌（Lactobacillus acidophilus），B菌是指雙歧桿菌（Bifidobacterium sp.），C菌則是指凱氏乳桿菌（Lactobacillus casei），這並不是原有的分類，是廠商為了行銷乳酸菌刻意創造出來的一種溝通語言。其實，不止ABC菌有保健功效，還有一些常用的益生菌也是值得了解。

◎ 增加腸道益生菌主要的方式

	來源	主要保健成分	食用劑量	購買注意事項	保健功效
外源性增生法	優格 優酪乳	乳酸菌（Lactobacillus） Lactobacillus acidophilus Lactobacillus casei Lactobacillus paracasei Lactobacillus rhamnosus Lactobacillus bulgaricus Lactobacillus fermentum 雙歧桿菌（Bifidobacterium） Bifidobacterium longum Bifidobacterium lactis Bb-12 Bifidobacterium bifidum 酵母菌（Saccharomyces） Saccharomyces boulardil （http://www.microbejourney.org/ Probiotics.html）	每天補充10°以上活性優質益菌	1.確定購買的是活菌 2.通過健康食品認證的產品為佳	1.治療腹瀉 2.預防與治療女性泌尿道感染 3.降低膽固醇 4.抑制病原菌生長
	膠囊、錠劑、保健食品的益生菌（Probiotics）				
內源性增生法	蔬菜（如：大蒜、洋蔥、牛蒡、豆類）	果寡糖（fructooligosaccharide） 棉籽糖（raffinose） 水蘇糖（stachyose）	天然蔬果無特別上限	以新鮮蔬菜為原則	1.增加腸道有益菌 2.降低有害細菌的酵素活性 3.增加鈣質吸收 4.低熱量的甜味劑
	膠囊、糖漿、粉狀保健食品的益菌素（Prebiotics）	果寡糖	3～8克	購買時需注意寡糖的純度，應選擇純度越高的產品越好。	
		異麥芽寡糖	10克		
		半乳寡糖	2～5克		
		木寡糖	1～3克		

➕ 健康小叮嚀

1. 增加腸道的益菌是促進健康的必要方式，不一定要靠喝優酪乳才能增加好菌，還有其他好方法。

2. 要有健康的腸相，不是只靠補充乳酸菌，一定還要吃大量的蔬果。

胃不舒服
喝牛奶有用嗎？

引起胃不舒服的原因相當多，可能是消化不良、胃脹氣、胃食道逆流、消化性潰瘍等，然而，這些症狀可經由飲食的調整而改善；過去都認為胃痛時要多喝牛奶、多吃稀飯，事實上並不適合，讓我們一起來探討一下。

你吃對營養了嗎？
喝牛奶可以治胃痛？

關於胃痛這件事，我可以算是專家，從國中開始要面臨聯考的壓力時，就開始知道什麼是胃痛，當然，胃痛這件事一直到我很大以後還困擾我，有時痛起來還會痛到後背。有一次去醫院檢驗自己是否有幽門桿菌的感染，經過治療後，我才慢慢擺脫胃痛的折磨。

還記得小時候，每次只要胃痛起來時，母親總會溫柔地端一杯溫牛奶叫我喝下去，喝下去那一刻的確舒服很多，但是，過一陣子疼痛的感覺又上來了，一定會忍不住去吃制酸劑，不舒服的感覺才會慢慢消失。到底喝牛奶跟抑制胃痛有何關係呢？

暫時舒緩的假象！

早期舒緩胃痛時，古老的方式就是喝牛奶，但是後來發現，這只是利用牛奶中的蛋白質來暫時中和胃酸，也只是暫時「掩蓋」疼痛的感覺。其實，牛奶中的酪蛋白遇到胃酸，會變性成更不好消化的蛋白質，如果平常胃沒有發炎時，可以消化這種蛋白質，如果胃發炎了，消化這種蛋白質就是一種負擔。所以，下次胃痛時，請不要喝牛奶，先喝胃乳可能比較有用。

◎ 引起胃痛的原因

其實造成胃痛的原因非常複雜，不一定是胃潰瘍，我們先概略針對一些引起胃痛的原因，來探討飲食要注意的地方：

● 消化不良：大概有四分之一的成人有過消化不良的經驗，症狀如腹脹、打嗝、反胃、甚至會胃痛，很多人不是胃部真的有實質上的病變，而是和飲食、壓力或生活因子有關。每個人要細心去觀察，當自己吃哪些東西時胃會不舒服？像我每次吃青椒一定胃不舒服，所以，就會盡量避免吃到青椒。

【消化不良的飲食原則】

1.找出自己不能吃的食物，盡量避開不吃，如糯米、油炸食物、乳製品等。

2.一定要細嚼慢嚥，讓口水充分與食物混合，每口嚼20～30次。

3.不要吃太飽，只吃八分飽。

● 胃脹氣：有的人很容易胃脹氣，是因為食物積在胃中下不去，時間一久，就在胃裡面發酵產生氣體。除了要注意飲食外，還要記得多走動，促進腸胃蠕動。

【胃脹氣的飲食原則】

1.不要一邊吃東西，一邊說話，減少吞入空氣的機會。

2.減少咀嚼口香糖，也是減少吞入空氣的機會。

3.少吃發酵的食物，如麵包、蛋糕，而且這些食物含糖量高，容易在胃中發酵。

4.少吃糯米類的食物、乳製品，不易消化的食物會留在胃中發酵。

5.不要喝產氣的飲料，如汽水、可樂等。

●**胃食道逆流**：其實有很多人都不知道自己有胃食道逆流的情形，也就是下食道的括約肌鬆了，使胃酸跑到食道，症狀輕的人沒感覺，但有的人會產生心灼熱的症狀，嚴重者甚至胸骨疼痛、聲音嘶啞、甚至引起氣喘。

【胃食道逆流的飲食原則】

1.盡量不要吃太飽，尤其不要吃高脂肪、高蛋白的食物。

2.少吃酒精、薄荷、或油炸食物，這些都會使下食道的括約肌放鬆，增加胃酸逆流的機會。

3.避免喝咖啡、發酵性酒品（如葡萄酒、啤酒），以免刺激胃酸分泌，加重症狀。

4.像胡椒、辣椒或是酸性太低的食物或飲料，會對食道產生刺激感，應減少食用。

5.吃完飯後不要馬上躺下，最好睡前三小時不要吃東西。

●**消化性潰瘍**：無論是胃潰瘍或是十二指腸潰瘍，都是消化道黏膜正常防禦及修復系統出了問題，大部分是幽門桿菌感染引起的；而壓力太大或是吃太多止痛劑，也會引起消化性潰瘍；所以飲食的原則就是不要刺激消化道黏膜，讓黏膜有修復的機會。

【消化性潰瘍的飲食原則】

1.不可以喝酒，酒精會刺激胃酸分泌。

2.避免喝咖啡和食用含咖啡因的食物，如茶、巧克力。

3.少吃刺激性的辛香料,如胡椒、辣椒。

4.少喝牛奶及少吃乳製品。

5.不要吃稀飯,因為稀飯會增加胃酸的分泌。

其實,只要胃部不舒服,無論是哪一種原因引起的,採用「溫和飲食」準沒錯,但這些都是參考,因為自己的身體自己最清楚,要好好傾聽身體發出的聲音,了解哪種食物吃了會讓自己的胃不舒服。

◎ 胃不舒服時的飲食忌宜

食物種類	可食	忌食
奶類及奶製品	無	胃正在不舒服時,最好不要喝牛奶及吃奶製品
魚、肉、豆、蛋	質地較軟的魚、肉、豆、蛋均可	質地較硬的魚、肉、豆、蛋應避免:如牛筋、硬豆干、肉乾、鐵蛋等
蔬菜	只要質地不要太粗糙,在口中嚼細均可。可多吃綠花椰菜及高麗菜	竹筍、芹菜、金針菇等纖維特粗的蔬菜
水果	不要太酸、太甜的水果均可	太酸、太甜、纖維太粗都不宜:如香蕉、鳳梨、柳橙、龍眼、荔枝
全穀根莖類	大部分均可	糯米、稀飯
油脂	一般食用油均可,並可多用苦茶油	含太高油脂或油炸食物應少吃;太油的肉湯也應少喝
調味料	不刺激的調味料均可	辣椒、胡椒、芥末、咖哩、沙茶、大蒜等刺激性調味料
飲料	除右列均可	咖啡、茶、酒、太甜的飲料,如奶茶;及氣泡性飲料
點心	蘇打餅	高糖、高油的點心均不適宜,如蛋糕、麵包

➕ 健康小叮嚀

1. 常常胃不舒服的人,一定要去檢查一下,是否幽門桿菌感染,如果確定感染,一定要徹底治療,不但可以減輕大部分不適的症狀,也能減少胃癌的機會。

2. 花椰菜及高麗菜含有蘿蔔硫素,可以抑制幽門桿菌;而且高麗菜含有S-methylmethione,可加速黏膜修復;因此,消化性潰瘍的病人可多吃花椰菜及高麗菜。

多喝牛奶
可以改善便秘？

　　有些人發現自己喝牛奶會拉肚子，就高興地以為可以就此改善便秘。事實上，這只是因為腸胃產生乳糖不耐症的現象，並不是因為腸相變好改善了便秘。對抗便秘，要從飲食和生活習慣去調整，記得多喝水、多吃蔬果、多吃未加工的豆類，酌量吃堅果類，也可以喝點咖啡，有便意時不要忽略，平時要多走動和按摩肚子幫助活絡腸胃。

你吃對營養了嗎？
拉肚子可以改善便秘問題？

　　隔壁的李伯伯長期有便秘的問題，有一次他看到我很興奮地說：「我終於找到一個解決便秘的方法！現在我只要三四天沒排便，就會去買一瓶牛奶喝，然後就『拉』出來了！」我想一定很多人和李伯伯一樣，對於可不可以喝牛奶來解決便秘的問題很疑惑。

這樣吃才營養！
拉肚子真正的原因

　　其實，李伯伯的狀況是真的「拉」肚子，因為，李伯伯喝牛奶時，不是因為腸子「調順」了，而是利用「乳糖不耐症」造成拉肚子的現象，把堆積在腸子中的糞便「拉」出來。其實，腸道的功能並沒有恢復，這樣的做法是不正確的，因為這樣反而會使腸道受傷，久而久之，等腸道慢慢適

應牛奶中的乳糖後，這種「拉」的現象就不會再發生，便秘的情形又會再現，所以，便秘必須從正確的飲食及作息改變。

◎ 對抗便秘的飲食秘笈

我們先來看一下便秘的人在飲食上應注意的原則：

● 多喝水：這是最簡單但最容易被忽略的重點。很多人整天在冷氣房裡，一天喝不到一杯水，糟糕的是，若是口渴就喝高果糖飲料，這些飲料不但解決不了便秘，有時還因為太甜引起腸脹氣。所以想要預防便秘，建議一天至少要喝1500～2000CC的水，尤其是早上一起床喝一杯500CC的溫水，可以促進腸胃蠕動，增加便意。

● 多吃全穀根莖類：目前大部分的家庭都是食用精白米，我建議大家把主食改成未碾過、精緻過的糙米或是五穀米。有時候早餐吃吃烤地瓜來取代白麵包也是相當好的選擇。

● 多吃高纖的蔬果：吃蔬果時不要去掉果菜渣，像蘋果的皮洗淨後可以吃下去，柳橙也不要只吸果汁，一定要連果渣一起吃下去。打蔬果汁時，也不要濾渣，應該喝全蔬果（連皮）一起打的果汁。市售的蔬果汁所含的「原汁含有率」有的相當低，而且所含纖維更不可能達到我們需要的量，所以，便秘的人應多吃蔬果本身，而不是喝市售的蔬果汁。

● 多吃未加工的豆類：可以多吃未加工的豆子，如黃豆、紅豆、綠豆等，加工過的豆製品，就失去幫助解除便秘的功效，像豆花、豆漿、豆腐的纖維並不高，無法解除便秘。

● 攝食適量的堅果類：每天可以吃30克的堅果類，堅果含有豐富的纖維，如果可以在吃生菜沙拉時放些堅果，如芝麻、杏仁、南瓜籽等，不但可以增加纖維質，還可以獲得堅果中的微量礦物質以及一些植化素。

● 試著喝一些咖啡：咖啡是一種可以幫助腸子蠕動的物質，排便不順時可以試著喝一點黑咖啡，很快就會有便意，能解除便秘現象。但是要注意，咖啡容易對胃腸的黏膜有傷害，建議不要空腹喝咖啡；如果有胃

炎、胃潰瘍或十二指腸潰瘍時，就應停止喝咖啡。

◎ 改善便秘的生活習慣

要預防或改善便秘，除了以上的飲食原則要注意以外，其他一些日常生活的習慣也要注意：

● **不要忽視便意**：常常忽視便意，久了就會有便秘的情形出現，像有些人非常堅持一天只排一次便就可以，其實，這是不正確的，排便就像尿尿一樣，只要有感覺就要去排，一天兩三次、或是三四次都是正常的，只要不是水便、黏便，大家不必執著於每天只能上一次大號，或是認為只能在固定的時間排便；每天排便的次數多，較能排出體內的宿便，使腸道乾淨。

● **要多走動**：如果整天坐在辦公室裡工作，都沒有機會走動，腸子也會跟著懶了起來，當腸子懶得動時，排便就不順了，就會產生便秘的現象。所以，坐在辦公室時，沒事就要起來走一走、動一動。

● **要按摩肚子**：如果無法排便時，也可以用薄荷油，塗抹在肚子上，順時鐘按摩30下，以幫助腸子蠕動。

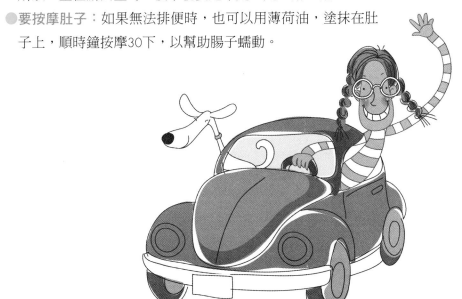

◎ 改善便秘的食物

分類	食物	機轉／注意事項
奶類	優酪乳	含乳酸菌，幫助腸道好菌生長，產生有機酸，促進腸道蠕動。
豆類	黃豆、紅豆、綠豆	1.豆的外皮含高纖，刺進腸道蠕動。 2.可以煮黃豆飯、煮豆漿不濾渣。
全穀類	五穀飯、糙米、玉米、燕麥	1.含高量的纖維素，能刺激腸胃蠕動。 2.燕麥的膳食纖維比糙米還高，水溶性纖維可增加糞便含水量，以利排便。
根莖類	地瓜、芋頭、南瓜	1.含高量的纖維素，能刺激腸胃蠕動。 2.這些食物容易脹氣，若容易脹氣的人少吃。
豆類	四季豆	豆莢、豆皮含豐富的纖維，促進腸胃蠕動、排便。
蔬菜	牛蒡、竹筍、芹菜、白蘿蔔	1.竹筍、芹菜含不溶性纖維很多，可促進腸胃蠕動，增加糞便的量。 2.牛蒡不但纖維量高，還含有豐富的寡醣（菊糖），是腸道益生菌的食物，可促進腸胃蠕動。 3.白蘿蔔可以幫助穢氣從腸道排出，改善脹氣及便秘。
水果	柿子、蘋果、木瓜、水梨	1.柿子是所有水果中纖維量最高的，可以刺激排便。 2.蘋果具有雙向調節的功效，便秘時帶皮一起吃，拉肚子時就不要吃皮。 3.木瓜及水梨潤腸效果相當好。
堅果類	芝麻、亞麻仁籽、杏仁果	這些堅果類不但含纖維量高，也含有豐富的油脂，有潤腸排便的效果。
保健食品	乳酸菌、寡醣、洋車前子纖維	1.乳酸菌及寡醣都能幫助腸道益生菌長得更好，產生更多的有機酸，能刺激腸道蠕動。 2.洋車前子纖維能使糞便含水量增多，幫助排便。

➕ 健康小叮嚀

吃「生」香蕉反而會引起便秘，它含有較多的鞣酸，對於消化道有收斂作用，會抑制胃腸液分泌並抑制其蠕動，不能用於潤腸通便。

2-7
過敏、氣喘保養

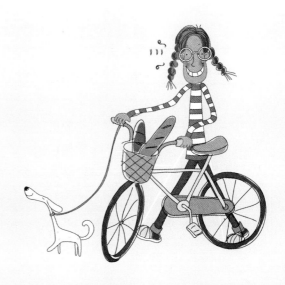

喝羊奶的小孩比較不會過敏嗎？

　　根據《本草綱目》的記載，羊奶對成人來說的確是個養生食品，但對於嬰幼兒來說，並非如此。英國衛生部也提出建議，一歲以下的嬰兒不適合採用以羊奶為基質的配方奶粉，鼓勵媽媽們多多用母乳哺育孩子。若有過敏現象的幼兒，建議給寶寶喝以牛奶為基質、且蛋白質已完全水解的配方奶粉，或是以黃豆為基質的配方奶粉。

你吃對營養了嗎？

幼兒可以喝羊奶嗎？

　　只要是遇到家有過敏兒的媽媽，百分之七十的人會問我：是不是給小朋友喝羊奶會比較好？過敏的現樣會比較改善？這主要是來自於《本草綱目》的記載：「羊乳甘溫無毒、補寒冷虛、潤心肺、治消渴、療虛勞、易精氣、補肺腎氣及小腸氣。」所以大家會有一個根深蒂固的觀念，認為羊奶是一個滋補強身的好東西。

　　但是我想《本草綱目》的說明，應該是比較針對成人。因為在古代，哪一位母親不是以哺育母乳為主，少之又少的人會拿羊奶來餵小嬰兒。所以，若要把羊奶這種乳品拿給幼兒喝，可能要多加注意一下了，雖然，我相信絕大部分的媽媽不會給小朋友喝鮮羊奶，但是，要餵食用羊奶做為基質的配方奶粉時，一定要先停、看、聽喔！

母乳是寶寶最好的營養來源

其實英國的衛生部已有提出，並不推薦一歲以下的嬰兒採用以羊奶做為基質的配方奶粉，理由是因為目前沒有充足的資料或數據顯示，以羊奶做為嬰兒蛋白質主要來源是安全的。還有許多媽媽選擇羊奶的主要理由，是因為要降低寶寶的過敏現象，但是，對於這方面的研究，也還未達到統計上的要求。

如果媽媽們擔心寶寶會過敏，一出生就餵食母奶是最保險的方式，母奶不但過敏原極低，還可以提供天然的抗體，是最珍貴的食物。如果真的沒辦法餵母乳，又擔心寶寶會過敏，建議媽媽們可以考慮給寶寶喝以牛奶為基質、但是已經把蛋白質水解過的配方奶粉，或是以黃豆為基質的配方奶粉。對於這些特殊配方的奶粉，經過醫師或是營養師的指導，都可以放心使用。

◎ 羊奶、牛奶分清楚

目前衛生署對於各種奶品的宣稱療效也管控嚴格，廠商絕對不能說羊奶可以減緩氣喘，或是過敏等症狀。除了羊奶之外，也不可大肆推廣嬰兒配方奶粉，就算是以牛奶為基底的配方奶粉也不行，主要是要讓媽媽們回歸餵母乳的天職。

母乳的好處不用在此贅述，但牛奶和羊奶真的是常常被拿來比較的。雖然，衛生署的資料庫中沒有針對羊奶為基質的嬰兒配方奶粉做詳細的分析，但我們可以從鮮羊奶及鮮牛奶的營養成分來分析，看看兩者到底有何不同？（請見下表：牛奶VS.羊奶營養分析）

經由營養解析，鮮羊乳的蛋白質、脂肪及碳水化合物的含量，都比鮮牛乳高一點；大部分的維生素及礦物質也略高；但要注意一下，和造血功能有關的營養素如鐵、鋅及維生素B_{12}明顯少於牛乳。例如小甘迺迪就是一

個明顯例子，他身為愛爾蘭人後裔，民族傳統有喝羊奶習慣，小甘迺迪大概一歲多就以羊奶當食物來源之一，因為鐵質及B12攝取不足，造成後來罹患嚴重貧血。姑且不管這故事的真實性如何，都可以加深大家對羊奶的印象，尤其未調整過的鮮羊奶，是絕對不能做為嬰幼兒的主食。

雖然不建議嬰幼兒以羊奶為主食，但不可否認的，羊奶的某些營養素密度並不比牛乳差，如果是年齡較大的孩子或是成年人，已經不再倚賴奶類當主食，偶爾用羊奶來營養補充，並沒有任何不妥。

◎ 牛奶vs.羊奶營養分析

成分	牛奶（100 g）	羊奶（100 g）	成分	牛奶（100 g）	羊奶（100 g）
熱量（kcal）	63	67	維生素B2（mg）	0.18	0.15
水分（g）	88	87	菸鹼素（mg）	0.1	0.28
粗蛋白（g）	3.1	3.56	維生素B6（mg）	0.02	0.04
粗脂肪（g）	3.6	4.08	維生素B12（mcg）	0.13	0.07
碳水化合物（g）	4.8	13.3	維生素C（mg）	0	1.29
粗纖維（g）	—	—	鈉（mg）	49	50
膳食纖維（g）	—	—	鉀（mg）	158	204
灰分（g）	0.7	0.82	鈣（mg）	107	133.5
膽固醇（mg）	14	11.4	鎂（mg）	11	14
維生素A效力（RE）	41	56	磷（mg）	89	110
維生素E效力（a-TE）	0.06	0.09	鐵（mg）	0.1	0.05
維生素B1（mg）	0.03	0.05	鋅（mg）	0.5	0.29

✚ 健康小叮嚀

1. 嬰幼兒絕對不能以鮮羊奶為主食。

2. 若有過敏現象的幼兒，並不會因為飲用羊奶有顯著的改善，建議給寶寶喝以牛奶為基質，且蛋白質已完全水解的配方奶粉，或是以黃豆為基質的配方奶粉。

過敏體質該怎麼吃？

　　一般人對於食物過敏的印象，還停留在吃海鮮造成「吃這個也癢、吃那個也癢」症狀，其實，有很多症狀如頭痛、拉肚子、疲勞、咳嗽等，都可能是由不同的食物引起的；所以大家應該學會如何檢視自己所吃的食物，是否為過敏的來源，盡量避免這些食物，才能解除生活中的不適與困擾。

你吃對營養了嗎？

過敏、感冒分不清嗎？

　　記得我女兒小時候，大約四個月大剛要開始吃副食品，那時我對過敏性食物的認識並不深，一味地只想讓她多補充一些維生素C，因此，我這個新手媽媽就擠了一片橘子的果汁讓她嚐嚐，結果第二天女兒馬上狂咳，痰一直卡住胸部，後來趕緊送醫院，小小的身軀一副喘不過氣來的樣子，這個畫面永遠在我心中揮之不去。

　　當時愚昧的我，一直以為是女兒感冒了，還一直認為只有海鮮等蛋白質食物比較容易引起過敏，後來才驚覺到，原來女兒是對橘子過敏！從此以後，我都會特別叮嚀一些懷孕的媽媽、嬰兒，哪些食物應該少吃，甚至是不能吃，避免步入我的後塵。

過敏不是病，發起來要人命

其實，過敏這件事一定很多人都有切身之痛，不同的過敏現象，可能是全身癢、打噴嚏、鼻子癢、眼睛癢、拉肚子……還有一種常見的是，一直咳嗽都不會好，常會誤以為是感冒未癒，其實是過敏造成氣喘的表現。

所以，一樣是過敏表現，在不同人的身上症狀會完全不同，有時要靠自己仔細觀察，雖然這種過敏體質和遺傳有絕對的關係，但是，若能認真避開過敏原，是可以大大的降低過敏發作的機會。目前，很多過敏都和塵蟎有關係，幾乎占了過敏原因的八～九成，而預防塵蟎，平時就要注意清潔，以及環境濕度的控制，像台灣環境濕度太高，就很容易讓塵蟎滋生，其次，動物的毛屑、以及蟑螂都會引起過敏。

◎ 不同年齡階段的飲食注意事項

此外，食物也是引起過敏主要元凶，很多人以為食物過敏，就是吃了食物突然全身起疹子，或是嚴重到不能呼吸等急性現象。但更多食物過敏的現象並沒有那麼急性，如常常咳嗽、容易拉肚子、皮膚常常發癢、甚至常常頭痛、疲勞等，都可能和食物過敏有關。以下我們來探討一下，不同階段飲食應注意的事項。

● 孕婦的飲食：要避免生出過敏兒，就要從懷孕的時候做起，等寶寶生下來再注意就太晚了。懷孕階段媽媽就應該要避免攝取容易產生過敏的食物，如帶殼的海鮮類（蝦、蟹、貝類）、堅果類（花生、核桃等）、柑橘類水果（橘子、葡萄柚等）、漿果類水果（草莓、蔓越莓、番茄等）、奶製品（牛奶、奶酪等）。懷孕的媽媽可以多吃蘋果，記得蘋果要洗乾淨連皮一起吃，因為蘋果皮含有豐富的多酚類如檞皮素，就是減緩過敏很好的植化素，建議懷孕的媽媽一天可以吃一顆連皮的蘋果。

- **嬰兒時期的飲食**：嬰兒剛出生時的食物，最天然、最健康、最不會引起過敏反應的就是「母奶」，建議小寶寶在腸胃最脆弱的前六個月，媽媽們都能盡量餵全母奶。沒有任何食物比母奶好，而副食品在寶寶六個月時再餵即可；如果媽媽實在無法餵母奶，又怕寶寶以後會過敏，可以選用水解蛋白的配方奶粉，減少腸胃道吸收太大分子的蛋白質而引起過敏反應。

  當寶寶到六個月時，可以嘗試開始餵副食品，五穀類先以米粉開始，而比較容易過敏的麥粉，建議一歲以後再餵；蛋類方面，建議一歲以內不要餵蛋白，先以蛋黃為主；肉類方面，海鮮的肉類也建議一歲以後再餵；水果方面，一歲以內不要餵柑橘類的水果如橘子、葡萄柚、柳橙等，有些寶寶對奇異果、番茄、草莓也會過敏，要比較注意。小寶寶要增加副食品時，一次只能增加一種，每一種至少要觀察一個星期，如果都沒有任何異狀，如拉肚子、起疹子、咳嗽時，才能再換下一種食物。

- **兒童與成人**：一旦進入兒童期，其實飲食就和大人差不多了，對什麼食物過敏就要靠自己細心觀察，因為在成長的過程中，所接觸的東西越來越多，有時因自己的體質特別，會對某一種食物過敏，但對別人來說並不會造成困擾。現在有很多檢驗單位都有幫人抽血來測試食物過敏原，所得數值是可以做為參考的。但是，人類的身體是很奇妙的，常常會隨著時間，突然改變對某一樣食物過敏，所以這種檢測並不是一輩子只要做一次，可能一年就要測一次，只是所費不貲。自己的身體其實自己最清楚，好好找出過敏原，加以避免才能真正保健。

　　雖然每個人對食物的敏感度不同，但是食物大概有分高過敏性和極低過敏性，在下表中幫大家分析比較一下，方便大家把握原則，以降低過敏的現象。

◎ 對食物過敏的分類

食物種類	高過敏性	低過敏性	備註
五穀 根莖類	小麥、麥麩、蕎麥、玉米、芋頭、山藥（接觸性過敏）	米、燕麥、蕃薯、馬鈴薯	1.山藥與芋頭多為接觸性過敏。 2.小麥製品也要注意，如啤酒、麵包等。
魚肉 蛋豆類	帶殼海鮮（蝦、蟹、貝類）、不新鮮的海鮮、蛋白	新鮮深海魚肉、蛋黃、豆類	外國人對黃豆過敏的較多，東方人很少對豆類過敏。
奶類	牛奶、奶製品（奶酪、冰淇淋、起司等）	水解奶粉、母乳	若不喝牛奶又擔心鈣質不夠者，請閱讀「補鈣一定要喝牛奶嗎？」
蔬菜類	無		洋蔥含有豐富的木犀草素及檞皮素，是很好抗過敏的蔬菜。
水果類	柑橘類、奇異果、草莓、芒果、番茄	蘋果、梨子、木瓜、香蕉、葡萄、水蜜桃等	帶皮的蘋果含有非常豐富的檞皮素，對於減緩過敏相當有幫助。
堅果類	花生、芝麻		其他堅果類過敏現象較少，但還是因人而異，要小心觀察。
油脂類	花生油、玉米油	葵花油、亞麻仁油、芥花油	大部分的油脂都不是致敏的成分，但是劣變油脂含有太多致癌物應該要避免。
加工食品	人工色素、防腐劑、人工甘味劑、亞硫酸鹽、二氧化硫		請養成看食品標示的習慣，如果含有左列那些高過敏性的食品添加物，或標示不清楚者應避免食用。
保健食品	健素糖、酵母		魚油、乳酸菌、生物類黃酮素，都可以緩解過敏反應。

➕ 健康小叮嚀

如果不小心誤食過敏食物，症狀如果輕微可以喝大量的水及服用抗組織胺緩解；但如果情況嚴重，不可拖延要立即就醫，以口服類固醇或是施打腎上腺素治療。

抗過敏的保健食品有效嗎？

　　過敏雖不是致命的疾病，但是發作起來非常折騰人；目前的醫生給的抗過敏藥多是解除症狀的抗組織胺，但會有嗜睡的副作用，因此，就有許多人轉而求助於保健食品；然而，市面上標榜有抗過敏效果的保健食品相當多，到底哪一種才有效？吃的時候又要注意什麼？讓我們來分析一下。

你吃對營養了嗎？

鼻子癢、眼睛腫，你過敏了？

　　記得自己小時候不知何時開始，一起床做的第一件事就是「打噴嚏」，再來就是「擤鼻涕」、「揉眼睛」。這種日子不知過了多久？當時根本不知道這就叫做「過敏」，也不知道要吃些什麼保健食品來改善體質，就這樣一直癢到高中，結果卻莫名奇妙康復，我想，可能是我的免疫系統累了，不想再「大戰」這些外來的抗原了。但很不幸的，我這種體質卻遺傳給我的兒子，他現在也是一起床先揉鼻子、揉眼睛，還好症狀比我輕，至少沒有不停地打噴嚏，但是看到他這樣癢，覺得不捨，常想要怎樣才能幫助他？

過敏兒怎麼吃？

　　有一派學者建議，過敏的小孩應該要避免吃所有的奶製品，但是，以一個媽媽的心情來說，實在很難完全照辦，尤其牛奶又是生長發育期孩子最好的鈣質來源。雖然，有人認為牛奶是「生鏽的飲料」或是「骨質疏鬆的殺手」，但是，我還是認為正在成長發育期的孩子，不應該全面禁止他們喝這種營養、鈣質密度高的牛奶，除非經過抽血做過敏原檢測，證實真的是對牛奶過敏，那就真的要停用牛奶及所有的奶製品。

　　除了從一般飲食調整著手，相信有一些家長會希望知道，是不是有些保健食品可以改善過敏體質？雖然我也整理了一些目前有研究支持、認為可以比較有效改善過敏體質的保健食品，但也不見得人人適合。不過，因為這些保健食品安全性都相當高，對身體沒有傷害，如果大家能選擇有「健康食品」小綠人認證標章的產品，當然就會更有保障！

◎ 改善過敏體質的保健元素

　　以下是一些可以改善過敏體質的保健元素，值得大家參考！

● **乳酸菌**：乳酸菌是一種益生菌，大家對於它能改善腸道的功能都非常熟悉，但研究慢慢發現，其實乳酸菌能減少人體IgE這種抗體的分泌，減少過敏反應，但坦白說，乳酸菌畢竟不是藥，要面對如此複雜的過敏反應，效果並不是可以馬上見效，可能要耐心吃上一段時間才有用。但是，我也曾經聽一位朋友說，他曾帶孩子去抽血配對，找出哪種乳酸菌最有用？結果吃了一陣子乳酸菌，也還是沒有用，不過，還是有人對乳酸菌的反應很不錯。

● **魚油**：魚油對於降低三酸甘油酯的功效，是大家比較熟悉的。而比較不清楚它對於改善過敏現象之功能，魚油主要是含有EPA及DHA這兩種ω-3的多元不飽和脂肪酸，其中的EPA對於減緩過敏反應的功效較好，而

且，EPA可以阻斷引起過敏反應的「前列腺素」以及「白3烯素」，EPA也會降低我們體內的慢性發炎反應，像氣喘就是肺部小的支氣管一直在進行慢性發炎作用，魚油可以減緩這種發炎反應。

●**亞麻仁油**：有些吃素的人不能吃魚油，這時就可以改服用亞麻仁油（Flax seed oil），亞麻仁油是從「亞麻仁籽」榨取出來的，富含a-次亞麻油酸（a-linolenic acid；ALA），是一種ω-3的多元不飽和脂肪酸，它在身體裡也會轉化成EPA及DHA，只是ALA轉化成EPA及DHA的效率每個人不一樣，當然沒有直接補充魚油來得快。通常如果補充魚油1克，就相當於補充7克的亞麻仁油。亞麻仁油的作用原理和魚油是一樣的，都能減緩過敏及發炎反應。

●**類黃酮素**：其實大量吃蔬果，對於改善過敏現象也相當有幫助，主要是蔬果含有豐富的抗氧化營養素外，還含有一些「類黃酮素」的植化素，對於過敏反應有緩解的作用，目前研究比較多的有：

1. **葡萄籽萃取物**：葡萄籽萃取物中，最主要的成分就是前花青素，而前花青素目前多是由葡萄籽中萃取出來的，通常前花青素都是以五個分子左右結合在一起，所以，我們也會稱它為OPCs（oligomeric proanthocysnidins），目前研究發現前花青素是非常好的抗氧化劑，而且會抑制組織胺的分泌，減少過敏反應；而且不會有「抗組織胺」的嗜睡副作用。

2. **檞皮素**：這是一種存在蔬果中的植化素，蘋果皮、洋蔥、紅酒的含量頗為豐富，目前市售檞皮素多從洋蔥、紅葡萄葉中萃取，它會抑制組織胺的分泌，減少過敏反應；但是，這種產品市面上並不普遍。

其實還有很多保健食品說自己具有「抗過敏」的功效，目前證據最充足的是乳酸菌以及魚油，其次就是前花青素。然而，到底哪一種對自己的過敏症狀最有幫助？還是要靠自己去嘗試，因為自己的感覺最準，有的人吃乳酸菌沒效，搞不好吃魚油就有用。而另一個人搞不好剛好相反！另

外，保健食品不是藥，大家不要期待有速效，若要試用，也應該給保健食品至少一個月或一段時間試試看！

◎ 減緩過敏症狀的保健食品

食物種類	乳酸菌	魚油	亞麻籽油	葡萄籽萃取物
主要 有效成分	益生菌	二十碳五烯酸 （EPA）	α-次亞麻油酸 （ALA）	前花青素 （OPC）
市售型態	膠囊、粉劑	膠囊	膠囊、液體油狀	膠囊、粉劑、液體
選購時 注意事項	1.必須是一般公認安全（GRAS）的菌株 2.對胃酸及膽鹽具有耐受性 3.能吸附於腸道上皮細胞	1.沒有重金屬污染 2.沒有有機溶劑殘留 3.最好含有維生素E	1.冷壓榨取式方法生產 2.如果購買是液體的產品，需要裝在避光的瓶子內。	注意前花青素在葡萄籽萃取物中的含量，最好買純度是95%。
建議劑量	10^9個以上／天	40毫克／公斤體重／天；每天上限不超過2.5公克。	280毫克／公斤體重／天；每天上限不超過17.5公克。	1.小孩： 50毫克／天 成人： 100毫克／天 2.每天上限不超過100毫克
適合服用時 注意事項	飯後食用；不可以50℃以上熱水服用。	飯後食用	飯後食用；不要加熱，直接飲用為佳。	空腹食用；不可以50℃以上熱水服用。

➕ 健康小叮嚀

1. 每個人的過敏表現都不相同，有的人是鼻子癢、有的人是眼睛癢、有的人是皮膚癢、有的人是氣喘，所以，過敏是非常複雜的免疫反應，過敏症狀發作時主要還是要求助於醫生，保健食品的調整體質是第二線的處理方式。
2. 大部分保健食品需每天服用，一段時間才看得出功效。

2-8
貧血飲食

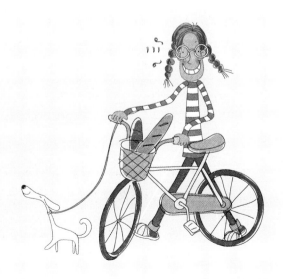

補血要多吃
紅顏色食物？

　　番茄汁不是含鐵豐富的食物，用來補血其實效果不彰，不要被它紅色果汁的顏色給誤導。而要改善貧血，第一步是要找到貧血的原因，並不是所有的貧血都是缺鐵造成的。若是因為缺乏鐵質而貧血，要好好檢視飲食中所攝取的鐵質，是否能夠充分吸收？或是出現干擾鐵質吸收的因子？也可以多攝取一些能夠幫助鐵質吸收的食物，這些都是檢查身體攝取鐵質的好方法。

你吃對營養了嗎？
紅色植物都含鐵質？

　　前一陣子遇到兒子同學的媽媽，臉色看起來很蒼白，她說自己貧血得很嚴重，不但會頭暈，連呼吸都常覺得會喘，所以她現在都要拚命吃牛排來補鐵；過一陣子，我又遇到那位媽媽，果然氣色好多了，但是她跟我說：「妳知道嗎？我有一個月每天吃牛排，貧血的症狀是改善了，但是現在膽固醇偏高，所以，我現在改喝番茄汁。」我聽了趕忙幫她機會教育一番，因為，我覺得一般大眾然對含鐵食物的觀念似乎有些極端，就像大家都熟知紅肉含鐵質，但除了紅肉以外，一般人也常以為植物性的食物，只要是紅色的就代表能補血，如番茄、櫻桃、甜菜根等這些紅色的蔬果，相傳都是補血的食材。但事實上，這些紅色的蔬果含鐵量並不高呢！

貧血就是缺乏鐵質嗎？

　　我必須提醒大家，不是所有貧血都是因為「缺鐵」造成的，應該先請醫生檢驗一下血球的型態，如果血球變大，就要懷疑是不是維生素B₁₂或是葉酸缺乏？若是血球變小，或是血色素降低，就要考慮是缺鐵了。

　　大部分的貧血還都是缺鐵所造成，尤其是女性，10個人就有1個有缺鐵的問題，特別是生育年齡的女性，因為每個月要面對生理期，有些人貧血的問題會更加嚴重。另一個容易缺鐵的年齡層則是一兩歲的幼兒，因為剛轉換副食品，如果母乳的鐵質不夠時，小朋友也很容易缺鐵。此外，吃素的人如果在飲食搭配上不注意，也是非常容易缺鐵的一個族群。

◎ 檢視飲食中的含鐵食物

　　缺鐵聽起來似乎不是什麼大病，但是如果長期不注意，也會引起問題：如小朋友缺鐵會影響生長、腦部發展及日後的學習成效；成人如果常常覺得注意力無法集中、容易疲倦、運動一下就容易喘、有時會頭暈，也可能是缺鐵現象……凡此種種，都必須徹底檢討自己的飲食是否有問題？

　　首先，我們要檢視飲食中是否有充足的含鐵食物。雖然很多食物都含有鐵質，也有許多資訊提供我們各種食物的鐵含量，但是光知道食物中的鐵含量還不夠，因為不是食物中所含的鐵，全部都可以被人體吸收。我們大致可以把含鐵的食物分成「血鐵質」（heme-iron）及「非血鐵質」（nonheme-iron），而我們身體對這兩種鐵質的吸收率是差很多的。接著，就讓我們來了解一下二者的不同：

● 「血鐵質」：即血紅素、肌紅素的鐵化合物，只要是動物的血液，或動物的肌肉組織都含有這種血鐵質，像豬血、鴨血就含有豐富的血紅素，血鐵質也非常豐富；而像牛肉、豬肉等紅肉，所含的肌紅素較高；家禽及魚貝類，也都含有肌紅素，只是含量沒那麼高。另外要注意的是，動

物的肝臟、腎臟、腦，並沒有含血液或肌肉組織，我們也不把肝臟、腎臟及腦裡面含的鐵歸於「血鐵質」，因此，肝臟雖然含有不少鐵質，但是吸收率並不是特別好。一般而言，我們人體對「血鐵質」的吸收率大概25％左右，如果身體缺鐵時，吸收率會提高，當身體鐵質充足時，吸收率則會下降。因此，就營養解析來看，依靠豬肝來補血，還不如吃豬心或豬血呢！而且這種「血鐵質」的吸收比較不會受到其他食物干擾。

● 「非血鐵質」：這種鐵質存在於植物性的食物，以及動物性的肝臟、腎臟、腦，這類沒有肌肉組織的肉類，我們在市面上買的鐵劑，也屬於「非血鐵質」，但人體對這種鐵質的吸收率較差，約只有7.5％。也就是說，如果身體缺鐵時，吸收率會提高；如果身體鐵質充足時，吸收率則會下降。這種鐵質非常容易受到同一餐中，其他飲食成分的影響而增加或減少它的吸收率。所以，我們選擇含鐵食物時，不能只光看食物的含鐵量，還要看我們人體對不同鐵質型態吸收率不同，例如同樣重量的豬心和莧菜其實含鐵量一樣，但是，真正能供給身體利用的鐵質，豬心是莧菜的三倍之多。因此，我在以下的營養分析表中，是以鐵質吸收率為考量，整理出各種可以供給身體利用的鐵質量食物，而不是單純以「鐵含量」來選擇，這樣比較能幫助大家了解，吃哪種食物比較容易獲得可利用的鐵質。一般而言，成人男性及停經女性，每天需要1毫克的鐵，而生育年齡的女性每天需要1.5毫克的鐵。

◎ 探討飲食中是否有干擾鐵吸收的因子

如果你是素食者，大部分的鐵質都來自於「非血鐵質」，那就要特別注意以下可能干擾鐵質吸收的因素：

1. 食物中的草酸鹽、磷酸鹽都會降低鐵質的吸收。像菠菜一直以來都被定位為補血的蔬菜，但是，菠菜的草酸鹽量很高，會妨礙鐵的吸收，所以，還不如多吃一些莧菜、紅莧菜、紅鳳菜這些含草酸鹽低的蔬菜。

2. 茶和咖啡含有許多多酚類的化合物，會阻礙鐵的吸收。尤其是素食者，

盡量避免用餐完畢後馬上喝茶或咖啡，最好是用餐完畢一個小時以後再喝茶或咖啡。

3. 大量的鈣質會降低鐵質的吸收。如果有貧血的人又要補充鐵劑以及鈣片，兩者不可以一起服用，也不可用牛奶來服用鐵劑。

素食者可以在飲食中多攝取一些維他命C含量豐富的食物，如柳橙、奇異果、芭樂等，因為維生素C可以提高植物性鐵質的吸收率約三倍，餐後可用柳橙汁來代替咖啡。

◎ 各類食物的鐵質分析

食物實際可供身體利用的鐵量（食物中含鐵量×平均吸收率）

種類	>1.5mg/100g	1.5～1.0mg/100g	1.0～0.5mg/100g	0.5～0.3mg/100g
肉類	鴨血、豬血糕	牛肉乾、豬心	鴨肉、豬肝、雞心、牛腱、牛腿肉、豬肝連、牛腩	豬肉乾、牛小排、豬小腸、豬血、熱狗、豬大腸、豬腰
魚貝類	西施舌、文蛤、九孔螺、小魚干、牡蠣、蝦皮、章魚	旗魚鬆、魚鬆	魚脯、蝦仁、鮭魚鬆、鳳螺、紅蟳、海蜇皮	烏魚、干貝、魷魚絲
蔬菜類	食茱萸	梅乾菜	紅莧菜、薄荷、山芹菜	野莧、莧菜、紅鳳菜
豆類	—	皇帝豆	紅豆、紅豆糊、素肉鬆	黃豆、五香豆干、杏仁、豆腐皮、腰果、小方豆干、素雞
堅果類	黑芝麻	—	南瓜籽、蓮子、山粉圓、芝麻糊、葵瓜籽、白芝麻、花生粉	—

※成人男性及停經女性，每天需要1毫克的鐵；生育年齡的女性，每天需要1.5毫克的鐵。

➕ 健康小叮嚀

1. 非素食者可多食用「血鐵質」含量高的食物來補充鐵質，如豬血、豬心、牛肉乾等。
2. 素食者用餐時要更小心，避免用餐時或用餐後馬上喝咖啡或茶，餐中或餐後應多補充含維生素C的水果或果汁，以促進「非血鐵質」的吸收。

喝高鐵高鈣奶粉
可一石二鳥？

　　貧血的人，要先確認貧血的真正原因，如果需要補充鐵劑時，也應尋求醫師的專業建議，選擇合適鐵元素含量的劑型。平日保養，建議不要迷信「一食多補」的營養品，可能造成營養素的「相剋」，抵銷彼此的功效，例如常見的「高鐵+高鈣」的食品組合，就不是好的營養搭配！此外，要注意鐵劑的服用方法，避免干擾鐵的吸收。

你吃對營養了嗎？

高鐵+高鈣＝營養多？方便多？

　　有一天幾個老朋友聚餐，感嘆自己年紀越來越大，一些毛病也都跑出來，想想以前聚會時，都在討論哪裡好玩？哪裡好吃？現在聚會，都變成討論該吃什麼營養品？什麼保健食品？其中一個朋友抱怨，自己有些貧血，然後又被測出骨密度不夠，所以，目前又要補充鐵劑、又要吃鈣片，真是麻煩！還好他發現市面上有一種「高鈣高鐵」的奶粉，她就不用煩惱什麼時候要吃鐵劑？什麼時候要吃鈣片了？那位朋友還順便請我推薦一下，哪一個品牌的「高鈣高鐵」奶粉比較好？其他人也跟著把自己正在吃的保健食品都拿了出來，發現每一個人吃的種類實在太多了，也開始擔心這些東西會不會「相剋」？

高鐵與高鈣，相剋！

　　以朋友喝的「高鈣高鐵」奶粉為例子，就是典型的「相剋」。他因為貧血想要補充鐵劑，但是，又把鐵加在「高鈣」的牛奶中，「鈣」本身就是會降低鐵吸收的元素，所以，高鈣高鐵奶粉嚴格說來，是一個不太專業的設計。雖說，喝高鐵高鈣奶粉，好像可一舉兩得，但這似乎不是明智的選擇喔！那麼如果要補充鐵劑，要注意什麼事項呢？

　　補充鐵劑之前，要先確定自己是因為「缺鐵」而造成貧血，不是因為缺葉酸或是維生素B_{12}而造成的「巨球性貧血」；如果是缺鐵補充鐵劑才有用，若是缺葉酸或是維生素B_{12}，就不是補充鐵劑！

◎ 正確補充有效的鐵劑

●**鐵劑的種類**：目前市面上的鐵劑型態大概分成三種，硫酸亞鐵（ferrous sulfate）、反丁烯二酸亞鐵（ferrous fumarate）及葡萄糖酸鐵（ferrous gluconate），每一種鐵劑含鐵元素的量並不相同，葡萄糖酸鐵（ferrous gluconate）含鐵元素約12％，硫酸亞鐵（ferrous sulfate）含鐵元素約20％，反丁烯二酸亞鐵（ferrous fumarate）含鐵元素約33％，所以，購買鐵劑時要看清楚所需的劑量是哪一種？

一般而言，如果你已經有貧血了，醫生通常會建議你補充鐵元素的劑量，會比每天身體的需要量多個2～3倍，例如美國疾病管制局（CDC）建議缺鐵性貧血的病人，每天要攝取兩次鐵劑，每次攝取鐵元素的量約50～60毫克，每次大概吃325毫克的硫酸亞鐵（大約一錠）。建議要補充鐵劑前，先和你的醫生商量一下，要怎麼吃比較正確。

●**口服鐵劑的使用型態**：市面上的鐵劑最多的是錠狀或是膠囊狀，這兩種的吸收效果也最好；但是也有人吞嚥困難，或是小朋友需要補充鐵劑，就可以採用液態的滴劑，但是這種劑型非常容易讓牙齒變黑；也有人覺

得一天要吃好多次鐵劑很麻煩，可以選用「緩釋型」的鐵劑，一天只需要吃一次就好，但是這種劑型的鐵劑吸收比較不好。所以，我們可以依自己的需求選擇劑型。

● 鐵劑的副作用：

1. 排便習慣的改變：吃鐵劑的人，糞便顏色會變黑，但無須過度緊張，屬於正常現象。還有很多人吃了鐵劑會便秘，可以請醫生開軟便劑一起服用。但是，有些鐵劑已經含有軟便劑，有些比較敏感的人，吃了這種鐵劑反而一直拉肚子。如果有這種情形，應請醫生不要開內含軟便劑的鐵劑，軟便劑的劑量改由自己控制。

2. 胃會不舒服：原則上最佳服用鐵劑的時間是飯前一個小時，但是，很多人空腹服用鐵劑胃會很不舒服，建議這種人服用鐵劑時，先減半劑量服用，讓胃慢慢適應，再漸漸增加到醫生的建議量。如果飯前服用真的很不舒服，也只好改在餐後服用。但記得配上一小杯柳橙汁或維生素C，以增加鐵的吸收率。

● 服用鐵劑的注意事項：

1. 吃鐵劑不可以與鈣片、鋅等補充劑一起服用，以免干擾鐵的吸收。

2. 吃鐵劑時也不可以和「制酸劑」，如胃乳片、胃散等一起服用，因為胃酸會幫助鐵的吸收，吃了制酸劑會減少胃酸，降低鐵的吸收。

3. 在服用鐵劑時不可以喝咖啡、牛奶、茶、紅酒，這些飲料都會干擾鐵劑的吸收。

4. 服用鐵劑時，可以配上一小杯柳橙汁或維生素C，以增加鐵的吸收率。

◎ 常見鐵劑營養分析

總類	葡萄糖酸鐵 （ferrous gluconate）	硫酸亞鐵 （ferrous sulfate）	反丁烯二酸亞鐵 （ferrous fumarate）
含鐵元素比率	12%	20%	33%
一個錠劑的量	325 mg	325 mg	325 mg
每一錠鐵元素含量	35 mg	65 mg	108 mg
可能副作用	便秘、胃不舒服、拉肚子、火燒心、噁心	便秘、胃不舒服、拉肚子	有苦味、便秘、胃不舒服、拉肚子、噁心、喉嚨刺痛
服用時間	餐前 1 小時或餐後 2 小時		
藥物交互作用	服用前後兩小時避免吃制酸劑或抗生素		
一般建議	1.依各人狀況，請教醫生。 2.剛開始從一半劑量服用，慢慢增加到全劑量。		

➕ 健康小叮嚀

1. 要服用鐵劑時一定要先請教醫生，選擇適合的種類、劑量，剛開始適應時可以服用一半劑量，再慢慢增加到全劑量。

2. 服用鐵劑時，也不能和鈣片等營養品一起服用。

貧血補充鐵劑就沒事了？

　　貧血的肇因，除了常見的缺鐵之外，缺乏維生素B_{12}或葉酸，也是造成貧血的重要因素。如果沒有不正常的出血，通常要考慮自己的飲食習慣是否有失衡，而導致鐵質、維生素B_{12}或葉酸的吸收不足。尤其人體無法自行製造維生素B_{12}，而它又存在於動物性食物中，很容易被素食者忽略，應該要特別注意補充方式。

你吃對營養了嗎？
貧血一定是缺鐵？

　　朋友打電話來問我，她的公公最近頭暈得很厲害，她懷疑公公因為長期吃素營養不均衡，「鐵」吃得不夠而導致貧血，是不是可以告訴她，哪些素食含鐵量較高？或是哪一種鐵劑比較值得推薦？我一聽到他公公吃素，馬上就問：「妳公公吃素多久了？全素還是蛋奶素？」朋友告訴我，她公公是吃全素的，而且已經吃了快十年了。後來，我先請朋友帶她的公公去醫院檢查一下，再決定是不是鐵不夠？很多人都以為，貧血補充鐵劑就沒事了，其實貧血的問題沒有那麼單純。首先，要看一下自己身體有無不正常的出血？像女性經量過多、腸道內出血等，如果都沒有不正常出血，就非常有可能是飲食的失衡。而在飲食方面，最常被人聯想的是——「鐵質」攝取不夠！但是，若是素食者，他們除了會有鐵的營養問題外，還要考慮的第一個因素，就是維生素B_{12}是否缺乏？

飲食習慣造成貧血

除了鐵質，貧血的另一肇因，要考慮是否缺乏維生素B_{12}或葉酸。我們人體不會自行製造維生素B_{12}，而維生素B_{12}只存在於動物性食品，如肝、腎、心臟、乳製品等。一般沒有吃素的人，不太容易缺乏維生素B_{12}，而且我們還會把多餘的維生素B_{12}儲存於肝臟，即使一般吃素的人，肝臟中的維生素B_{12}都還夠用2～3年；一旦吃素時間久了，又沒有特別補充維生素B_{12}，很容易就發生維生素B_{12}缺乏。還有年紀大的老年人，因為胃部細胞老化，而減少胃酸分泌，一旦胃酸分泌變少，則會減少維生素B_{12}的吸收，所以，老年人是否缺乏維生素B_{12}也需要特別注意。

◎ 貧血的其他肇因

接著就來認識維生素B_{12}的主要功能：

● **紅血球成熟的重要因子**：維生素B_{12}是紅血球成熟過程中非常重要的營養素，如果缺乏維生素B_{12}，紅血球將停留在未成熟的階段，以致紅血球的體積會比一般的紅血球大，也就沒辦法像正常的紅血球一樣，運送足量的氧氣給身體各器官，因而產生貧血的症狀。如果有貧血症狀，請先去檢查是什麼原因造成？如果是單純缺鐵，血球的體積會比正常小；若是缺乏維生素B_{12}，血球的體積會比正常大。所以，貧血時要做一下鑑別診斷，不是一味的補鐵就可以。還有，維生素B_{12}缺乏引起的貧血，和葉酸缺乏所引起的情形類似，都是「巨球性」貧血，一般吃素的人比較不會缺乏葉酸，葉酸多是孕婦、長期酗酒或是吸收不好的人比較容易缺乏。

● **維持神經功能正常**：有些缺乏維生素B_{12}的人，會有神經退化的現象，如四肢有刺痛、麻痺，有些人較嚴重還會無法專注、記憶力喪失、分不清楚方向等症狀。所以，維生素B_{12}的缺乏，不是只有貧血的現象，也會有神經感覺異常的情形。

●降低心血管疾病的機率：人體在代謝胺基酸代謝的過程中，有一種中間
產物同半胱胺酸（homocysteine），如果代謝正常，同半胱胺酸會繼續代
謝成甲硫胺酸；在代謝過程中，需要足量的維生素B6、維生素B12、葉酸
等必要營養素，如果維生素B12、葉酸等營養素缺乏，同半胱胺酸會累積
於血液中，它在體內濃度過高的結果，容易引發心臟血管方面的疾病，
如心肌梗塞、腦中風、阿茲海默氏症等。有些素食者，因為嚴重缺乏維
生素B12，還會造成心血管疾病。

◎ 食物所含維生素B12量

每100克食物	維生素B12含量（μg）
炒牛肝	105
蛤蜊（生）	49
玉米片（強化維生素B12）	20
生蠔（約7個）	19.5
雞肝（5個）	16.6
雞內臟（熟）	9.4
阿拉斯加蟹	7.3
鮭魚（熟）	5.8
水漬鮪魚	2.98
牛肉漢堡肉（熟）	2.8
蛋（生）	1.2
蝦（熟）	1.1
啤酒酵母（2湯匙；約20克）	3
成人維生素B12每日營養素建議攝取量：2μg	

◎ 食物所含的葉酸量

每100克食物	葉酸含量（μg）
雞內臟（熟）	257
葵瓜籽	236
炒牛肝	206
扁豆（熟）	180
濃縮柳橙汁	154
蘆筍（熟）	135
蘿蔓生菜	135
菠菜（熟）	121
熟蕪菁	118
綠花椰菜（熟）	107
甜菜	80
葉萵苣（生）	73
大白菜	41
木瓜	39
柳橙汁	30
啤酒酵母（1湯匙；約10克）	60
成人葉酸每日營養素建議攝取量：200μg	

✚健康小叮嚀

維生素B12只存在動物性食物中，所以，素食者比較容易缺乏維生素B12，建議素食者可以補
充啤酒酵母，它可以同時提供豐富葉酸，通常兩湯匙的啤酒酵母可以提供一日維生素B12的
需求量，及六成的一日葉酸需求量。

2-9
視力保健

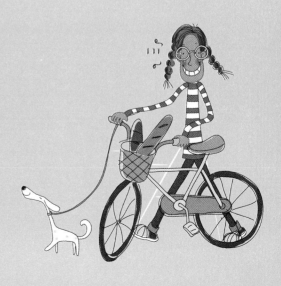

保護眼睛一定要吃胡蘿蔔嗎？

　　從小就常聽人說，吃胡蘿蔔可以預防近視、保護眼睛。偏偏胡蘿蔔的口味又很不受小朋友的喜愛，難道沒有其他的蔬果可以取代嗎？其實除了胡蘿蔔之外，還有很多蔬菜是不能缺少的。如果眼睛有些乾澀，或是在昏暗的燈光下看不清楚，可以多吃深綠色、橘黃色的蔬果，如胡蘿蔔、南瓜、番薯、番茄、花椰菜、菠菜、萵苣、芒果、哈密瓜等，來預防或改善夜盲症及乾眼症的現象。

你吃對營養了嗎？

保護眼睛怎麼吃？

　　不知道是不是受到卡通影片的影響，大家都說保護眼睛要多吃紅蘿蔔，其實除了紅蘿蔔之外，還有很多蔬菜是顧眼睛不能缺少的，所以如果關心自己眼睛健康的人，不能只知道胡蘿蔔而已；我有一位親戚年紀才四十出頭，非常喜歡從事戶外活動，但他很不喜歡戴太陽眼鏡，覺得很麻煩，也認為自己很年輕，身體絕不會出什麼狀況；結果聽說他最近竟然需要開白內障手術！有一天碰到他太太，她馬上請教我護眼的飲食，說她先生很討厭吃蔬菜，是不是有什麼肉類可以補眼睛？

植化素，護眼速！

其實大家對於蔬果的認識實在不夠多，以為多吃蔬菜水果只是補充纖維素，卻不知道蔬果中，藏有許多植化素是保護身體的寶藏！不同的蔬果提供的植化素也不同，保護的功效也不一樣。而肉類對於眼睛的保護作用實在有限，除了深海魚油所含的DHA，對視網膜的健康有幫助外，其他肉類對眼睛的保護作用是比較小的。因此，平時要護眼，應多吃蔬菜比較實際。

◎ 蔬菜的護眼功能

接著，讓我們來探討一下，不同蔬菜的護眼功能：

●beta-胡蘿蔔素預防乾眼症、夜盲症：像大家所認識的紅蘿蔔，它之所以對眼睛好，其實是因為含有beta-胡蘿蔔素，而beta-胡蘿蔔素是兩分子的維生素A結合而成的，所以beta-胡蘿蔔素經身體分解，可以形成維生素A，因此含beta-胡蘿蔔素的蔬果，是維生素A良好的來源。

而維生素A是預防夜盲症、乾眼症的重要營養素。如果你最近開始覺得眼睛有些乾澀，或是覺得自己在比較昏暗的燈光下很難看清楚東西，可以多吃一些深綠色、橘黃色的蔬果，如胡蘿蔔、南瓜、番薯、番茄、花椰菜、菠菜、萵苣、芒果、哈密瓜等，來預防或改善夜盲症及乾眼症的現象。

●葉黃素、玉米黃素可預防白內障及黃斑部病變：大家都以為白內障是老年以後才會得的疾病，卻沒有想到，這種病可能會因為你蔬菜吃得不夠，或是常常暴露於太陽下而提早報到！其實，白內障或是視網膜病變都是可以被預防的。

當我們暴露在陽光下時，眼球內部會產生一些「自由基」，這些自由基會去攻擊眼球內的水晶體或是視網膜，漸漸的水晶體或是視網膜就開始

「老化」，出現白內障及黃斑部病變的症狀。因此，除了戴太陽眼鏡阻擋陽光的紫外線外，幸好眼球中有一些「葉黃素」及「玉米黃素」，能集中於眼球的視網膜黃斑區及晶狀體，能有效「抓住」陽光所產生的「自由基」，減緩「自由基」對黃斑區及晶狀體的傷害，避免造成視力的傷害。

但是偏偏葉黃素及玉米黃素都是身體不能合成的，我們必須靠飲食獲得，如芥藍、綠色花椰菜、菠菜、蘆筍、綠色萵苣等，都含有豐富的葉黃素。如果不喜歡吃綠色蔬菜的人，小心你將失去獲得葉黃素的好機會！

　　視力的維護必須從小做起，一定要多吃深綠色以及橘黃色的蔬菜。雖然市面上有許多護眼的保健食品，但只要我們了解，各種食物所含的護眼植化素含量，多攝取一些正確的蔬果，不一定要依賴保健食品；而且我們可以放心攝取從蔬果中得到的beta-胡蘿蔔素、葉黃素及玉米黃素，不必擔心有劑量超過的危險。由營養解析的數據知道，其實菠菜比胡蘿蔔更適合用來護眼，它同時含有高量的beta-胡蘿蔔素、葉黃素及玉米黃素，因此，想保護眼睛的人平時可以多吃菠菜。

◎ 蔬果 β 胡蘿蔔素含量

蔬果的種類	β-胡蘿蔔素的含量 (μg/100g)
胡蘿蔔	8285
菠菜	5626
羅蔓生菜	5226
荷蘭芹	5050
葉萵苣	4442
韭菜	2600
南瓜	2090
哈密瓜	2020
紅甜椒	1624
紅肉葡萄柚	686
紫高麗菜	670
洋蔥、蔥	598
番茄	448
芒果	444
花椰菜	361
西瓜	303
木瓜	276
芹菜	270
桃子	161
橘子	154

◎ 蔬果葉黃素及玉米黃素的含量

蔬果的種類	葉黃素及玉米黃素的含量(μg/100g)
菠菜	12196
荷蘭芹	5560
蘿蔓生菜	2312
葉萵苣	1730
花椰菜	1403
洋蔥、蔥	1137
＊ 蛋黃	1096
玉米粒	1046
綠甜椒	341
高麗菜	328
芹菜	283
胡蘿蔔	256
燕麥麩皮	179
覆盆子	135
紅番茄	122
橘子汁	114
桃子	91
木瓜	76

＊ 蛋黃是唯一葉黃素含量很高的動物性食品

➕ 健康小叮嚀

1. 保護眼睛的營養素多半來自於蔬果，如蔬果中的beta-胡蘿蔔素、葉黃素及玉米黃素，都是保護眼睛的重要植化素。

2. beta-胡蘿蔔素預防乾眼症、夜盲症，而葉黃素、玉米黃素可預防白內障及黃斑部病變。而菠菜是同時含有這三種植化素的蔬菜，平時可以多多食用。

正確飲食能
預防近視嗎？

　　台灣的近視人口逐年增加，年齡層卻逐年下降，很多近視的父母也擔心自己的孩子是近視的高危險群。業者看準父母的擔憂，推出了號稱可以預防近視的營養食品，其中包括是被哄抬的葉黃素。但目前沒有任何研究證實葉黃素可以預防近視，只有對於老化引起的白內障或是黃斑部病變，有預防及治療的效果。

你吃對營養了嗎？
葉黃素可以治療近視？

　　自從葉黃素這種護眼的保健食品熱賣以後，我就不時的被問到，吃葉黃素這種保健食品，是不是可以預防或治療近視？因為很多賣葉黃素保健食品的商家，抓住父母不想讓孩子變成四眼田雞的心理，「宣稱」葉黃素可以治療近視，而事實真是如此嗎？

這樣吃才營養！
飲食與視力的關係

　　葉黃素對於近視治療或預防的功能，目前幾乎沒有任何研究有肯定的答案，只能說葉黃素的功能，對於因為年齡老化所引起的白內障或是黃斑部病變，確實有預防與治療的效果，而非在於預防或治療近視。

　　至於近視與飲食是否有關係？這方面的研究也不多，目前比較認為

引起近視的原因一是遺傳，二是長期的近距離工作，如念書、打電動等；而因為飲食不均衡引起近視的說法相當有限。我把目前的一些研究結果大致整理一下，並把「可能」可以預防近視的飲食原則列出讓大家參考，雖然，這些方法並不是有很多的研究支持，但是，絕對沒有壞處，不妨試試看。

◎ 保健視力的飲食參考

● **少吃精緻的澱粉類或甜食可預防近視**：目前小朋友非常容易吃到精緻的甜食，如糖果、餅乾、蛋糕、麵包、洋芋片等，這些食物非常容易使血糖上升，我們眼球的養分是需要許多微小的血管供應，一旦我們的血糖太高，微血管功能也不佳，造成眼球的發育不全，無法發揮調節眼球軸距的功能，很容易造成近視。所以，應該讓孩子少吃精緻化的食物，多從天然食物獲取澱粉，如五穀類、玉米、番薯等。

● **攝取豐富的鈣質可以預防近視**：大家都知道鈣質對我們骨骼及牙齒的發育相當重要，但是，很多人不知道鈣是神經肌肉調節的重要物質，若是飲食中的鈣不足，會讓神經肌肉的興奮性增強，使眼外的肌肉處於緊繃狀態，進而使眼球的壓力變大。一般的狀況下，眼球壁是具有彈性，可以調整眼球軸距，但如果長期缺鈣，讓眼外肌肉長期處於收縮的狀態，使眼球壁由原來的球型變成橢圓形，晶狀體到視網膜的距離就會拉長了，使圖像不能聚焦於視網膜上，而形成初期的近視。因此，在孩子發育期應注意鈣的攝取，如牛乳、起司、傳統豆腐、豆干、小魚干、食茱萸、香椿等，都是良好的鈣質來源。

● **攝取含鉻高的食物可以預防近視**：飲食中如果缺鉻，會使晶狀體的房水滲透壓降低，導致房水進入晶狀體，使晶狀體成凸形，屈光度增大，進而引起近視。食物中如蛋黃、全穀、豬肉、堅果、蘑菇等含有豐富的鉻。

● **攝取高鋅的食物可以預防近視**：有研究顯示，青少年近視患者血清中鋅

含量明顯低於正常視力者，因此推測補鋅可提高近視患者的視力。平時可以讓孩童多吃一點含鋅量高的食物，如海鮮、肉類、全穀類。

●**不要只吃軟質的食物**：根據日本秋田大學醫學院衛生學教研室島田副教授的一項研究表明，常吃不需咀嚼之柔軟食物的學生中，視力差的人特別多；而常吃硬食者，視力差的人很少。這是因為咀嚼力可增加面部肌肉包括眼肌的力量，使之具有調節晶狀體的強大能力，避免近視發生。因此可以讓孩子吃一些如蔬菜棒、堅果類來訓練咀嚼的力量，增強眼球肌肉。

◎ 預防近視的建議食譜與護眼營養素

預防近視的建議食譜	所含的護眼營養素
糙米海鮮蛋黃粥	維生素B$_1$、鋅、鉻、葉黃素
鮮奶蘑菇菠菜濃湯	鈣、鉻、維生素A、葉黃素
胡蘿蔔蔬果沙拉加優格堅果醬	胡蘿蔔素、鈣、鋅、鉻
玉米牛肉起司焗五穀飯	葉黃素、玉米黃素、鈣、鋅、鉻

✚健康小叮嚀
1. 預防近視的飲食最高原則就是均衡，少讓小朋友吃加工食品以及太精緻的食物。
2. 不要長時間做近距離的作業，如看書、看電視、打電動，常常做眼球運動。

飲食均衡可以預防
白內障？

面對白內障的問題不是老年人的專利，延緩眼睛的老化應從小做起，眼力是可以儲存的，尤其要注意飲食的均衡，其中有7大營養素，可以幫助我們預防眼睛提早老化：花青素、葉黃素、玉米黃素、β－胡蘿蔔素、DHA、鋅、維生素E和維生素C。廣泛的在飲食中攝取，不論護眼還是養生都很不錯。

你吃對營養了嗎？

均衡飲食防眼花？

很多老年人很關心白內障的問題，但是，更多的老年人是發現自己看不清楚以後才開始緊張，問我要吃什麼食物？要吃什麼保健食品？但是卻很少有年輕人，會提早關心自己年紀大以後白內障的問題。其實，白內障是一種宿命，人老了一定會得，有的人四十幾歲就開始有白內障，有的人則到七八十歲才開始有白內障的症狀。白內障就像骨質疏鬆症一樣，端看年輕時的骨本儲存；而白內障也是看自己年輕到老的飲食狀況，以及對紫外線的防護情形。

這樣吃才營養！

注意飲食，延緩白內障！

因此，大家應該從年輕時就要做白內障的防護，記得出門時如果有太陽，要戴太陽眼鏡；此外，平時的飲食也非常重要，以下我們會提供一些

飲食重點，以及保健食品的補充，不但可以延緩白內障的發生，對於其他因年齡老化引起的眼疾，如黃斑部病變都有幫助。尤其是現代人，電腦打得很凶，又常常在冷氣房中，有些人更是長時間戴隱形眼鏡，正確的飲食不但可以克服眼睛疲勞，也可以延緩因年齡老化帶來的眼疾。

◎ 7大營養預防眼睛提早老化

- **花青素**：花青素可促進眼睛視紫質的生長，穩定眼部的微血管，增加眼部微血管的循環；而花青素也是強抗氧化劑，可以減少自由基的傷害，有助於預防白內障和黃斑部的退化。

- **葉黃素及玉米黃素**：在類胡蘿蔔素中只有「玉米黃素」與「葉黃素」存在於我們眼睛的視網膜，而且兩者存在的量相當，它們能幫助擋掉傷害眼睛的藍光，使視網膜黃斑部免於受到傷害，保持視覺的靈敏與清晰度。此外，也有研究發現，若增加「玉米黃質」與「葉黃素」的攝取，能減少白內障的發生。

- **β-胡蘿蔔素**：β-胡蘿蔔素是兩分子的維生素A結合而成的，所以β-胡蘿蔔素經身體分解可以形成維生素A，因此，含β-胡蘿蔔素的蔬果是維生素A良好的來源。維生素A是預防夜盲症、乾眼症的重要維生素。

- **DHA**：眼球中的視網膜及視神經含有豐富的DHA，然而，我們人體卻無法自行合成這種脂肪酸。適當的補充DHA會讓視覺更敏銳，讓視力更清晰。此外，DHA也是腦部神經元重要的脂質成分，除了護眼效果，還可以讓小朋友更加聰明。

- **鋅**：有研究發現，鋅的缺乏與黃斑部病變有密切的關係，尤其，對已罹患黃斑部病變的老人，給予鋅加維生素E及維生素C的補充，能降低進一步惡化的風險。

- **維生素E**：維生素E是非常優秀的抗氧化劑，能夠減少眼球中產生的自由基，延緩老化的進行。

●**維生素C**：維生素C主要功能是在抗氧化，防止視網膜受到紫外線傷害、防止水晶體老化，增加眼睛裡面的細小血管韌性、修護細胞，幫助增進眼球健康。

原則上，只要飲食中能包含以上7大營養素，絕對不會提早當「花花公子」以及「澀女郎」。以下我列出一些富含上述7大營養素的食物，大家可以多多運用在自己的飲食中。

◎ 預防眼睛老化的營養素與食物

預防眼睛老化的營養素	富含左列營養素的食物
花青素	藍莓、黑莓、櫻桃、紫色高麗菜、茄子、紅石榴
葉黃素	菠菜、花椰菜、荷蘭芹、羅曼菜、洋蔥、蘆筍
玉米黃素	玉米、南瓜、柳橙、菠菜、芥藍
β-胡蘿蔔素	胡蘿蔔、菠菜、羅曼葉、荷蘭芹、萵苣、南瓜、番薯、花椰菜、芒果
DHA	深海魚肉如鮭魚、鮪魚；素食者可吃亞麻仁籽、紫蘇籽、胡桃或藻類。
鋅	蚵、蠔、瘦肉、全穀類
維生素E	葵花油、芥花油、紅花籽油、杏仁、葵瓜籽
維生素C	芭樂、奇異果、柳橙、葡萄柚、青椒、草莓

✚**健康小叮嚀**

1. 要延緩眼睛老化，除了飲食要均衡，也應避免抽菸、血糖過高，減少高糖飲食的攝取。烈日之下一定要記得戴太陽眼鏡，並定期做視力檢查。

2. 目前市面上有很多葉黃素的保健食品，請看清楚劑量標示，消費者應注意是萃取物(如金盞花萃取物或萬壽菊萃取物)的劑量還是葉黃素本身的劑量，因為通常金盞花萃取物，或萬壽菊萃取物含5%～20%的葉黃素，如果產品標示是萬壽菊萃取物10毫克，裡面可能只有含葉黃素0.5毫克。若平時要保養眼睛，建議每日葉黃素約6毫克，若是已有白內障或是黃斑部病變的患者，每日建議補充葉黃素約30毫克。

2-10
骨頭關節保養

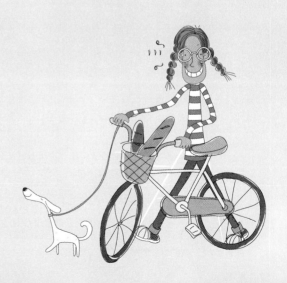

補鈣一定要喝牛奶？

補鈣一定要喝牛奶嗎？答案應該是因年齡層不同各取所需！主要是因為，生長期的小孩，鈣質來源的食物有限，加上骨骼也在發育中，最好每天補充兩杯牛奶（每杯約240CC）；至於成年人，因為身體機能已經發育完整，可以從其他食物來補充鈣質，當然也別忘了補充維生素D來幫忙鈣的吸收。

❓ 你吃對營養了嗎？

喝牛奶會補鈣？還是會骨質疏鬆？

現在吃素的人越來越多，很多人會擔心如果不吃一些乳製品，會不會造成鈣質不足？但也有很多人不是因為吃素的關係，而是聽說喝牛奶會骨質疏鬆而不敢喝牛奶。牛奶真的有這麼可怕嗎？我覺得可怕的不是牛奶本身，而是對食物的無知，如果大家只是一味的戒喝牛奶，但是不知道去哪裡補充鈣質的來源，那才會真的罹患骨質疏鬆症。

這樣吃才營養！

補充鈣質因年齡層而異！

乳製品的確是很好的鈣質來源，當小朋友、青少年正在骨骼發育的時期，要鼓勵他們每天喝兩杯牛奶，每一杯約240CC，相當於一盒新鮮屋的包裝。當然，嬰幼兒則必須以母奶或配方奶為主；而成人因為生長已經固定，最重要的是，成人有能力幫自己尋找其他鈣質豐富的食物來替代，牛奶對成人就沒那麼重要了。

◎ 如何正確補充鈣質

但是話說回來，大家是否真的能分辨，哪些食物有豐富的鈣質能取代牛奶呢？首先，我們來了解一下每一個年齡層應該要攝取多少的鈣質：

為什麼我們需要那麼多鈣質？鈣除了可以建造骨骼之外，我們身體血液凝固時需要鈣、神經傳導時需要鈣、肌肉收縮也需要鈣，身體裡有許多荷爾蒙作用時也需要鈣的幫助，所以，鈣是非常重要的。如果，從飲食中得不到充足的鈣來源，我們的身體為了能維持正常的運轉，只好把骨頭中的鈣游離出來供身體利用，長期飲食中鈣不足，就會造成骨質疏鬆了！

參考攝取量	
營養素	鈣（AI）
單位（年齡）	毫克（mg）
0月	200
6月	400
9月	400
1歲	500
4歲	600
7歲	800
10歲	1000
13歲	1200
16歲	1200
19歲	1000
31歲	1000
51歲	1000
71歲	1000

（本表摘錄自行政院衛生署國人營養素參考攝取量）

其實我們吃進去的鈣質並不會完全被吸收，不同食物的鈣質吸收率也不一樣，像牛奶含鈣量很高，但其平均的鈣質吸收率約30%，所以我們可以多吃一些低草酸的蔬菜，雖然鈣質含量沒有那麼高，但是鈣質的吸收率卻有50～60%，如花椰菜、高麗菜、芥藍、油菜等都是很好的鈣質來源。

此外，另一種營養素——維生素D，身體需要有維生素D的幫忙，才能把食物中的鈣質吸收到體內，所以國外很多牛奶都外加維生素D，希望能提升鈣質的吸收；而維生素D多存在於動物性的食物，如肝臟、蛋黃、魚肝油等，如果是素食者必須多注意每天要曬一下太陽約15分鐘，因為陽光也能活化身體的維生素D。當然，飲食中也有些物質會阻礙鈣的吸收，如膳食纖維、草酸、植酸等，像菠菜就不應該和牛奶一起吃，因為菠菜含有大量的草酸，會阻礙牛奶的鈣質被吸收；還有如果胃酸不足或是吃制酸

劑，如胃散或胃乳，也會減少鈣的吸收。

　　總之，補鈣不一定要靠喝牛奶，以下的表格中提供了含鈣質的食物，方便大家查詢，如黑芝麻一湯匙的鈣質，就差不多等於一杯牛奶所提供的鈣質了，善用這些含鈣量高的食物，就能輕輕鬆鬆補充鈣質。

◎ 能提供約100毫克鈣質的食物代換表

	種類	重量	目測分量
乳製品	一般全脂奶粉	約 11 克	約一湯匙
	乳酪	約 17 克	3/4 片乳酪
	一般鮮奶（包括全脂、低脂）	約100克	約半杯
	優酪乳	約160克	約 3/4 瓶
	奶精	含鈣很少	不能用來補充鈣質
	鮮奶油	含鈣很少	不能用來補充鈣質
蔬菜類（未煮過）	食茱萸	約 14 克	約 1/5 碟
	香椿	約 19 克	約 1/5 碟
	高麗菜乾	約 39 克	約 1/3 碟
	梅乾菜	約 39 克	約 1/3 碟
	芥藍	約 42 克	約1/2 碟
	黑甜菜	約 42 克	約1/2 碟
	紅莧菜	約 52 克	約1/2 碟
	九層塔	約 56 克	約 1/2 碟
	皇冠菜	約 60 克	約 2/3 碟
	莧菜	約 64 克	約 2/3 碟
	綠豆芽	約 68 克	約 2/3 碟
	紅鳳菜	約 70 克	約 2/3 碟
	小白菜	約 94 克	約 1 碟
	芫荽	約 100 克	約 1 碟
	油菜	約 100 克	約 1 碟
	黃秋葵	約 100 克	約 1 碟
澱粉類	蒟蒻	約 110 克	半個手掌，厚約1.5公分

	種類	重量	目測分量
魚貝類	小魚干	約 4.5 克	約1湯匙
	蝦皮	約 7 克	約 2 湯匙
	蝦米	約 9 克	約1.5 湯匙
	魚脯	約 10 克	約 1 湯匙
	旗魚鬆	約 22 克	約 2 湯匙
	金錢魚	約 37 克	約 半個手掌1.5公分厚
	鮭魚鬆	約 39 克	約 3 湯匙
	生蠔	約 67 克	約 2 個
	蝦仁	約 96 克	約 40 隻
豆類	小方豆干	約 14 克	約 1 湯匙
	干絲	約 35 克	約 1/2 碗
	日式炸豆皮	約 35 克	約 1/2 片
	凍豆腐	約 40 克	約 4 立方塊
	三角油豆腐	約 46 克	約 2.5 塊
	黃豆（乾）	約 46 克	約 3 湯匙
	黑豆	約 56 克	約 3 湯匙
	傳統豆腐	約 71 克	約 2/3 塊
	紅豆（乾）	約 87 克	約 4.5 湯匙
	素雞	約 96 克	約 1.5 條
	嫩豆腐／雞蛋豆腐	含鈣很少	不能用來補充鈣質
堅果類	黑芝麻	約 7 克	約 2/3 湯匙
	山粉圓	約 9 克	約 1 湯匙
	芝麻醬	約 13 克	約 2/3 湯匙
	芝麻糊	約 20 克	約 1 湯匙
	杏仁果	約 39 克	約 2.5 湯匙
	蓮子	約 60 克	約 1 碗
	花生粉	約 87 克	約 6 湯匙
	開心果	約 96 克	約 1/6 包
蛋類、肉類 水果類、五穀類	所含的鈣質都很低，不建議用來補充鈣質		

➕ 健康小叮嚀

1. 乳製品的確是很好的鈣質來源，骨骼正在發育的小朋友、青少年每天要喝兩杯牛奶，一杯約240CC，相當於一盒新鮮屋的包裝。
2. 成年人可利用許多高鈣的食物來提供鈣質，如小魚干、小方豆干、黑芝麻、食萊莢、芥藍等都是很好的鈣質來源，所以，成人補鈣

天然骨粉的鈣片比較好嗎？

從天然原料取得的鈣片，成分來自牡蠣殼及其他貝類的殼，或是動物的骨頭，其實對人體來說有高度的危險。因為這些鈣源很有可能遭受污染，而選擇合成的鈣片，例如檸檬酸鈣、L型發酵乳酸鈣都比天然鈣片要安全。

你吃對營養了嗎？

取自天然的鈣，最好嗎？

現在的女人對於自己會不會罹患骨質疏鬆症也越來越在意，到底多少人有把握每天從食物中已經獲得了足夠鈣質？例如成人女性一天大概就需要1000毫克的鈣質，對很多人而言，這是不容易達到的目標，因此很多人只好求助於鈣片的補充，然而補鈣的保健食品琳瑯滿目，還真不知道要選哪一種？

這樣吃才營養！

別再亂「鈣」了！

就目前市面上所販售的鈣片做一下介紹，可以幫助大家選擇：

● 天然鈣片：這一類產品強調由天然取得鈣源，如牡蠣殼及其他貝類的殼（這一類是屬於碳酸鈣），另外，有些產品是取自於動物的骨頭磨成骨粉（這一類是屬於磷酸鈣）；像這些來自於天然原料的鈣片，反而會怕

遭重金屬污染、或是一些病毒、細菌的殘存，都是潛在的危險。這種天然的鈣片非常不推薦給小孩、孕婦、老人等抵抗力較弱的人吃。

●合成鈣片

1. **碳酸鈣**：市面上最常見的為「碳酸鈣」，這種鈣片含鈣量約40％，人體對這種鈣的吸收率為30％。由於這種劑型的鈣片需要在酸性環境下被溶解、吸收，所以，這種鈣片最好依各人胃酸的多寡來選擇服用時間。

2. **檸檬酸鈣**：此種劑型的鈣片其鈣含量約為21％，人體對這種鈣的吸收率較高約為35％。此種鈣片因不需胃酸的幫忙就可被吸收，因此任何時間都可以服用，但是價格比碳酸鈣高出許多。

3. **乳酸鈣**：一般化學合成的乳酸鈣，其鈣含量約為13％，這種鈣片吸收率約29％，和碳酸鈣的吸收率差不多。但是因每一顆鈣片含鈣量少，要吃比較多顆鈣片。但是，目前有一種L型發酵乳酸鈣，溶解度比化學合成的乳酸鈣多了50％，吸收率也大大提升，在吃這種L型發酵乳酸鈣時並不需要額外添加維生素D，是消費者另一種優良的選擇。

4. **葡萄糖酸鈣**：這一類的鈣片含鈣量非常少只有9％，因此，若要達到鈣質的需求量，必須吃非常多的鈣片；這種鈣片實用率太差，比較不推薦食用。

◎ 服用鈣片的注意事項

當你選擇好你要的鈣片以後，還要注意以下事項：

●**注意標示中鈣的劑型、劑量、服用時間**：購買鈣片要詳閱指示說明，依照建議的時間服用。一般而言，如果買的是碳酸鈣，最好在飯後1～1.5小時服用，以免干擾其他營養素的吸收。但如果你本身是胃酸不足的人，則建議在用餐後馬上服用，因為此時胃酸分泌較多，鈣片可被溶解、吸收。如果買的是檸檬酸鈣，則比較沒有服用時間的限制。

●**選擇含維生素D的鈣片**：由於維生素D可促進小腸吸收鈣質，因此現在的鈣片多含有維生素D。

●**不要集中在一個時間服用**：市面上賣的鈣片建議每天吃4～6顆不等，但是不要一次把一天的分量吃完，因為我們腸子一次對鈣質的吸收有限，若一次食用過量等於浪費，建議一次不要攝食超過500毫克的鈣質。

●**咬碎以後再吞下去**：吃鈣片最好先咬碎，可加速鈣片被人體吸收。

●**劑量慢慢增加**：若從沒服用過鈣片者，建議劑量由每天500毫克開始往上調，一下子吃太多鈣片可能會有腹脹、便秘的問題，若經過慢慢調整後，不適的問題依然沒消失，則建議換另一種劑型的鈣片。

●**不要與其他的藥同時服用**：因為鈣離子會干擾一些藥物的吸收，所以，服用鈣片的時間最好與其他藥物隔一個小時以上。

●**不可忽視食物的重要**：食物提供鈣質以外，還有其他有益骨頭的營養素。此外，像山藥、蘋果、洋蔥、玉米等雖然本身含鈣量不高，但卻含有防止骨質流失的植化素，若與高鈣食物一起吃，會相得益彰。

◎ 各種鈣片營養分析

	種類	含鈣比例	吸收率	注意事項	建議選用
天然鈣片	牡蠣鈣、珍珠粉（天然碳酸鈣）	40%	30%	怕遭重金屬污染、或是一些病毒、細菌的殘存，不建議選用。	不建議
	動物骨粉（天然磷酸鈣）	39-29%	30%		不建議
乳酸鈣片	碳酸鈣	40%	30%	1.價錢便宜 2.最好有添加維生素D，以利吸收 3.有的人會便秘、腹脹	♥♥♥
	檸檬酸鈣	21%	30%	1.價錢較高 2.吸收不受胃酸影響，服用時間沒有限制 3.胃酸少的人可以選擇此種鈣片	♥♥♥♥
	乳酸鈣	13%	29%	含鈣量少，需要服用很多片	♥
	L型發酵乳酸鈣	13%	43%	1.吸收率佳 2.不必添加維生素D	♥♥♥♥
	葡萄糖酸鈣	9%	35%	含鈣量少，需要服用很多片	♥

✚**健康小叮嚀**
飲食中要多攝取含鈣高的食物，可吃一些含有預防骨質流失的植化素蔬菜如山藥、蘋果、洋蔥、玉米等。

「維骨力」可以改善骨質疏鬆？

　　大家常常搞不清楚，保養骨頭和保養關節所需要的飲食，或是保健食品有什麼不同？有時候常常越補越糟糕；骨頭與關節的保養，可以靠平時的飲食來加強，但是如果真的骨頭或關節不舒服時，可以補充一些保健食品，這一章節將要告訴你如何保健骨頭與關節。

❓ 你吃對營養了嗎？

「維骨力」維的是「骨頭」嗎？

　　有一次我去社區演講，講題是和骨質疏鬆有關的飲食，講完後一群媽媽就圍著我問：「如果骨質疏鬆要吃維骨力，一天要吃幾顆？」這種問題在我生活中不斷地被詢問，大家一看到維骨力中的「骨」字，就以為是能「補骨」；其實，大家最好能把「骨頭」和「關節」的問題弄清楚，基本上，「維骨力」是顧「關節」，成分中完全沒有鈣，如果拿維骨力要來補鈣，就大錯特錯囉！

這樣吃才營養！

顧「關節」？顧「骨頭」？吃得不一樣！

　　而且「維骨力」只是一個產品名，它的成分是「葡萄糖胺」，市面上和它有相同成分的產品相當多，只是「維骨力」比較早占有市場通路，知名度較高，大家就把「維骨力」當做葡萄糖胺的代表，接下來我們就分別

來討論一下，顧「關節」和顧「骨頭」的飲食。才不會一看到「骨」字產品就以為可以強骨喔！

◎ 保護關節的飲食原則

　　保護關節首先要了解關節的構造。簡單地說，關節就是連接骨頭和骨頭之間的地方，關節中的成分和骨頭不同，關節中都是軟組織，如軟骨、韌帶、肌腱等構造，並沒有鈣質的成分。所以，顧關節吃鈣片或高鈣飲食是沒有用的，以軟骨的構造來說，最重要的成分是「膠原蛋白」和「葡萄糖胺」，膠原蛋白就好像鋼筋的構造一樣，可建立強健的軟骨構造；而葡萄糖胺就像水泥一樣，填補鋼筋中的空隙，由於葡萄糖胺強力的抓水特性，使得軟骨的含水性夠，讓骨頭和骨頭間不會產生撞擊或摩擦。因此，補充關節構造中的「膠原蛋白」和「葡萄糖胺」是非常重要的，另外，還要補充一些抗氧化的營養素或是植化素，能降低關節中的自由基或發炎反應，如此，能預防關節老化。

　　而比較常見的關節炎分為兩種：退化性關節炎及類風濕關節炎。退化性關節炎，又稱為骨關節炎，是因為長期承受重力下，關節軟骨退化，軟骨下硬骨增厚，關節變形，而發生關節疼痛、腫脹、僵硬、變形的現象，年紀越大，發生率就越高；而類風濕性關節炎是一種自體免疫性疾病，其症狀為關節紅、腫、熱、痛，關節僵硬，有對稱性，一般都先侵犯手、腕的小關節。此症通常好發於女性，男女比例約為1:3。

　　接著我們來看一下如何由飲食著手保護關節：

● **控制體重**：我們的關節承受我們全身的重量，如果體重過重時，對關節一定是一種負擔，尤其是膝蓋的關節常常有退化性關節炎的發生，如果發現膝蓋負擔越來越重時，請務必要先減重。

● **多吃一些富含膠質、軟骨素的食物**：一般我們所說的膠質就是「膠原蛋白」，而軟骨素的重要成分就是「葡萄糖胺」，這些成分有利於關節的維持與修復，如雞爪、蹄筋、貝類、木耳等。

●多吃一些深海魚類：深海魚肉含有EPA這種ω-3多元不飽和脂肪酸，這種脂肪酸會去抑制關節中的發炎反應，減緩關節炎的症狀。良好深海魚肉如鮭魚、鮪魚、鰹魚等，但是在吃魚肉時最好少吃內臟及魚皮，因這兩個部位比較會有重金屬堆積。

●多吃一些含有類黃酮的蔬果：含有類黃酮的蔬果如甜椒、櫻桃、鳳梨、柳橙、木瓜、薑、九層塔等，能夠抑制關節的發炎反應。

●少吃油炸、油煎的食物：高溫油炸及油煎的食物會加速體內自由基的產生，大量自由基會去破壞關節的軟骨，所以，平時少吃油炸食物能保護關節。

●必要時可以補充膠原蛋白及葡萄糖胺：平時可以靠多吃一些富含膠質、軟骨素的食物，來補充膠原蛋白及葡萄糖胺，然而，關節真的不舒服時，可以額外補充一些萃取的膠原蛋白及葡萄糖胺等保健食品，效果會比較明顯。

◎ 保護骨頭的飲食原則

　　骨頭並不是像石頭那樣靜止不動的，它會不斷進行新陳代謝，把舊的骨質移走再堆上新的骨質，當體內骨質的消耗量大於生產量時，骨骼體積不變，但骨內間隙變大，密度降低，稍有不慎就容易發生骨折。這種骨質流失是漸進式的，並沒有什麼特別的症狀，大部分都是等到發生骨折才知道罹患骨質疏鬆症。

　　骨質疏鬆初期大多沒有症狀，久了會變成慢性背痛、駝背。只要用骨密度Ｘ光攝影照射腰椎、髖部或腕部，就可以診斷出是否有骨質疏鬆症。其實，骨質疏鬆症是絕對可以預防的，讓我們來看一下平時要如何儲存骨本：

●多補充高鈣的食物：大家都以為只有喝牛奶才可以補充鈣質，其實，很多食物含的鈣質也相當豐富，可以多加食用。

●**喝咖啡要酌量**：喝咖啡對停經後婦女的骨質密度影響
　較大，停經後婦女喝大量咖啡，會增加骨質疏鬆症
　的危險，建議停經後婦女喝咖啡時，每天以兩杯為
　限，而且喝咖啡時最好要加牛奶（不是加奶精或奶
　油球）。

●**少喝碳酸飲料**：像可樂、汽水、沙士這些氣泡性飲
　料都添加磷酸，因這些飲料都有添加磷酸，由於磷在
　體內會和鈣離子產生一種平衡狀態，當磷要排出人體
　時，會帶走約等量的鈣，當食物中含磷過高時，會增
　加鈣質的排出。

●**多吃一些富含維生素D的食物**：鈣的吸收需要維生素D
　的幫忙，平常除了多曬曬太陽，身體會活化維生素D，
　可以多補充含維生素D高的食物，如沙丁魚、鮭魚、肝臟、蛋黃。

●**多吃一些能預防骨質疏鬆的蔬果**：很多蔬果本身對骨質的建立非常有幫
　助，如芥藍、綠豆芽、昆布、洋蔥、山藥、蘋果、大豆等。

●**必要時可以補充鈣片**：如果沒有把握飲食可以攝取足量的鈣，也可以額
　外補充鈣片。

　　大家現在應該知道，原來「補關節」和「補骨頭」是兩回事，下次大
家不要再補錯地方囉！以下的列表，幫大家整理出一些可以「補關節」和
「補骨頭」的營養素之劑量，提供大家要補充前的參考。

◎ 成人關節炎、骨質疏鬆需要補充的營養素

疾病	需要的營養素	作用原理	建議劑量
退化性關節炎（骨關節炎）	菸鹼醯胺 Niacinamide	活化軟骨細胞	250毫克／次； 3次／天
	葡萄糖胺 Glucosamine	提供關節組織原料	500 毫克／次； 4次／天
	軟骨素 Chondroitin sulfate	提供關節組織原料	500 毫克／次； 4次／天
	膠原蛋白 Collagen	提供關節組織原料	5～10 克／天
類風溼關節炎	泛酸 Pantothenate	減低疼痛感	500 毫克／次； 4次／天
	柑橘生物類黃酮 Bioflavonoids（citrus）	減少發炎反應	500 毫克／次； 4次／天
	魚油 Fish oil	減少發炎反應	1～3克／天
	葡萄糖胺 Glucosamine	提供關節組織原料	500 毫克／次； 4次／天
	軟骨素 Chondroitin sulfate	提供關節組織原料	500 毫克／次； 4次／天
	膠原蛋白Collagen	提供關節組織原料	5～10 克／天
骨質疏鬆	鈣片Calcium	提供骨頭原料	1000 毫克 ／天
	維生素D	幫助鈣質吸收	5～10 微克 ／天

➕健康小叮嚀

除了食用富含鈣及維生素D的均衡飲食外，多進行負重式的運動（如背著有些許重量的背包爬山、快走等）、適度的接近陽光、不抽菸、不酗酒、定期做骨密度檢查等都非常重要。

國家圖書館出版品預行編目資料

你吃對營養了嗎？——營養學博士告訴你不可不知的營養迷思 / 吳映蓉◎著 −初版−
臺北市：臉譜出版：家庭傳媒城邦分公司發行
2009〔民98〕面：　公分，-（心靈養生FJ2009）
ISBN 978-986-235-053-9（平裝）

1. 營養　2. 健康飲食　3. 食療

411.3　　　　　　　　　　　　　　　　　　　　　　　　98015619

心靈養生FJ2009

你吃對營養了嗎？

──營養學博士告訴你不可不知的營養迷思

作　　　者	吳映蓉
責 任 編 輯	吳柔思、胡文瓊
行 銷 企 劃	陳玫潾、陳彩玉、王上青
美 術 設 計	深藍工作室
發 行 人	涂玉雲

出　　　版	臉譜出版 台北市信義路二段213號11樓 電話：886-2-23560933　傳真：886-2-23419100
發　　　行	英屬蓋曼群島商家庭傳媒股份有限公司城邦分公司 台北市民生東路二段141號2樓 客服服務專線：886-2-25007718；2500-7719 24小時傳真專線：886-2-25001990；25001991 服務時間：週一至週五09：30~12：00；13：30~17：00 劃撥帳號：19863813；戶名：書虫股份有限公司 城邦花園網址：http://www.cite.com.tw 讀者服務信箱：service@readingclub.com.tw
香港發行所	城邦（香港）出版集團有限公司 香港灣仔駱克道193號東超商業中心1樓 電話：（852）2508-6231　傳真：（852）2578-9337 E-mail：hkcite@biznetvigator.com
馬新發行所	城邦（馬新）出版集團 【Cite（M）Sdn.Bhd.（458372U）】 11, Jalan 30D/146, Desa Tasik, Sungai Besi, 57000 Kuala Lumpur, Malaysia 電話：（603）9056-3833　傳真：（603）9056-2833
初 版 一 刷	2009年9月15日

ISBN 978-986-235-053-9
定價／定價299元　HK＄100

版權所有‧翻印必究（Printed in Taiwan）

城邦讀書花園
www.cite.com.tw